# PSYCHOBIOLOGIE
## DER
# VOLKSSEUCHE NEUROSE

VON

HANS LUNGWITZ

DR. MED. ET PHIL., NERVENARZT, BERLIN-CHARLOTTENBURG

1951

WALTER DE GRUYTER & CO.

VORMALS G. J. GÖSCHEN'SCHE VERLAGSHANDLUNG · J. GUTTENTAG, VERLAGS-BUCHHANDLUNG · GEORG REIMER · KARL J. TRÜBNER · VEIT & COMP.

BERLIN W 35

Archiv-Nr. 516651. Printed in Germany.
Satz: Walter de Gruyter & Co., Berlin W 35. Druck: Saladruck, Berlin N 65.

## Vorwort

Die Psychobiologie ist die Wissenschaft vom gesunden und vom kranken Menschen auf der Grundlage der Erkenntnis, daß der Mensch ein rein biologischer Organismus ist, also auch die sogenannten seelisch-geistigen Vorgänge und Erscheinungen biologische sind. Aus der Klärung des Leib-Seele-Problems ergeben sich neue Einsichten für die individuelle und soziale Nosologie einschließlich Therapie und Hygiene, speziell für die Neurosenkunde, Einsichten, die bei der epidemischen Verbreitung der Neurose in allen Kulturländern von besonderer Wichtigkeit sind. Hierüber werde ich im folgenden berichten.

Berlin, im Juni 1951 Hans Lungwitz

# Inhalt

## 1. Kapitel

# Die Psychobiologie als medizinische und philosophische Anthropologie

Innerhalb der materialistischen Weltanschauung gilt der Mensch als ein chemisch-physikalischer Apparat, als ein Mosaik-Aggregat von chemisch-physikalischen Einzelheiten (Molekülen, Atomen, Elektronen, Quanten). Die Physiologie ist da eine chemisch-physikalische Wissenschaft, und alle Lebensprozesse, ja das Rätsel „Leben" selbst sind nur auf chemisch-physikalischem Wege, letztens mittels des Elektronenmikroskops zu ergründen. Diese Auffassung geht etwa von der These La Mettries „l'homme machine" (1746) aus und reicht über die Reflexologie Pawlows bis zu den modernen Versuchen Jordans und Scheidts, die Quantentheorie Plancks auf den Organismus anzuwenden. Hierher gehört auch die Überschätzung des chemisch-physikalischen Experiments am Tier und am Menschen, die allzu bereitwillige Übertragung von Ergebnissen, die in, oft pathologischer, experimenteller Situation oder an abgetrennten Körperteilen gewonnen sind, auf den unversehrten Organismus (ich erinnere da besonders an die Experimentierkunst Speranskys). Der Übergang zur „Entdeckung des Organismus" ist die Gestaltlehre Wertheimer-Köhlers, dann die Ganzheitslehre Koffkas, Kruegers u. a., die Ordnungslehre Drieschs usw., doch sind auch diese Lehren, um ein Wort Kruegers zu zitieren, „hilflos gegenüber dem Leib-Seele-Problem".

An diese Entwicklungsstufen der Menschenkunde schließt sich die Psychobiologie an, die ich nach langer Vorbereitung vor zirka 30 Jahren begründet und dann durchentwickelt und niedergeschrieben habe. Es war mir schon als Student klar, daß die chemisch-physikalische Untersuchung bei aller Unentbehrlichkeit die vitalen Vorgänge niemals erschöpfend erfassen, daß sie besonders über die sogenannten seelisch-geistigen Vorgänge nichts aussagen kann; die Physiologie ist eben nicht Physik, die Biologie ist nicht Mechanik. Ohne Lösung des Leib-Seele-Problems ist aber die Menschenkunde — wohl eine großartige Wissenschaft, nicht aber Vollendung. Man hat diese Vollendung von der Psychologie erwartet, doch begnügt sich die Psychologie mit dem Studium der sogenannten psychischen Erscheinungen, ohne angeben zu können, mit welcher Berechtigung sie überhaupt von psychischen Erscheinungen spricht, woran also das Psychische ihrer Studienobjekte zu merken ist; das Leib-Seele-Problem weist sie der Philosophie und zwar der Erkenntnistheorie zu, aber auch diese hat es nicht lösen können und weist es gern an die Psychologie zurück, die doch dem Namen nach die Wissenschaft von der Seele sei, also über sie Auskunft geben müsse. Die Erkenntnistheorie sucht das Wesen der Dinge zu ergründen, aber auch sie muß ohne Lösung des Leib-Seele-Problems — eben problematisch bleiben.

Indem nun die Psychobiologie das Leib-Seele-Problem medizinisch wie philosophisch überwunden hat, ist sie medizinische und philosophische Anthropologie, die vollendete „Wissenschaft vom Menschen". Als medizinische Anthropologie ist sie die Wissenschaft von dem Menschen als einem rein biologischen Organismus; sie weist nach, daß auch die Psychologie eine biologische Wissenschaft ist, daß also die Konstitution nicht anders wie die Weltanschauung, der Charakter, das Temperament rein biologische Tatsachen sind und erst als solche völlig verstanden werden können. Als philosophische Anthropologie beantwortet sie die Frage nach der Struktur der Anschauung, nach dem Wesen des Menschen und der Welt, und ihre Ergebnisse stimmen allesamt mit denen der medizinischen Anthropologie überein. Sie meint immer den gesunden und den kranken Menschen jeder Entwicklungsstufe als Einzelwesen und als Gemeinschaftswesen und erhält so ihre Bedeutung für die normale und die pathologische Soziologie.

Zunächst Grundsätzliches aus der medizinischen Anthropologie. Über alle wünschenswerten Einzelheiten ist in meinen Büchern berichtet[1]).

Die Psychobiologie erkennt den Menschen als ganzheitliche Organisation von Reflexsystemen (abgekürzt RS). Das RS ist die Grundstruktur des Organismus. Ein RS setzt sich zusammen aus der zuleitenden (sensibeln) Nervenstrecke, die, aus Neuronen genetisch zusammengefügt, von der Peripherie durch das Rückenmark bis zur Hirnrinde führt, und der ableitenden (motorisch-sekretorischen) Nervenstrecke, die am Ausdrucksorgan (Muskel-, Drüsen-, Gewebszelle) endigt. Weiter findet sich im Organismus nichts vor. Die spezifische Funktion des RS ist der Reflex; er ist nicht physikalisch, sondern biologisch aufzufassen. Wir unterscheiden die sympathischen-parasympathischen, die sensorischen und die idealischen

---

[1]) Die Entdeckung der Seele (5. Auflage). Erkenntnistherapie für Nervöse (7. Auflage). Lehrbuch der Psychobiologie, I. Abteilung: Die Welt ohne Rätsel, Band I: Das Wesen der Anschauung, Der Mensch als Reflexwesen, Von den Eigenschaften und Funktionen; Band II: Die neun Sinne; Band III: Die Psychobiologie der Sprache. II. Abteilung: Die Psychobiologie der Entwicklung; Band IV: Der Mensch als Organismus, Die Kultur; Band V: Die Weltanschauung, Der Charakter. III. Abteilung: Die Psychobiologie der Krankheit, Band VI: Das Wesen der Krankheit und der Genesung; Band VII: Die Neurosenkunde einschl. Erkenntnistherapie; Band VIII: Das Buch der Beispiele. Verlag Walter de Gruyter & Co., Berlin.

Nerven, also die Gefühls-, die Sinnes- und die Begriffsnerven; letztere sind die Neuronen, die die Schicht der Polymorphen Zellen der Hirnrinde (s. u.) ausmachen. Der Nerv ist anlagemäßig eine Rinne, sie organisiert sich zur umhüllten Röhre (Neurilemm, Achsenzylinder), in der in vivo der Nervenstrom — wie in den Blutgefäßen der Blutstrom usw. — fließt. Zu jedem kompletten RS gehören ein sympathischer bzw. parasympathischer, ein sensorischer und ein idealischer Anteil, die Anteile sind genetisch-assoziativ per contiguitatem verbunden. Der Nervenstrom tritt in die periphere sensible Nervenendigung ein, die frei oder in einem Empfangskörperchen liegt (emp-finden, emp-fangen svw. aufnehmen), und durchfließt das RS über die Zentrale zum Ausdrucksorgan, wo er eben „ausgedrückt" wird. Sämtliche RSe sind ständig in Funktion, also vom Nervenstrom durchflossen, und es findet ständig ein Übertritt von „Paßformen", d. h. zur Spezifität der einzelnen Neuronen passenden Nervenströmen aus einem Neuron zum angeschlossenen Neuron statt.

Jedes RS hat seine spezifische Funktionsperiode, d. h. der Nervenstrom nimmt an Intensität bis zum jeweiligen Höhenpunkte zu und dann wieder ab. Gemäß der Funktionsintensität ist der Ausdruck, also die Kontraktion der Muskel-, Drüsen-, Gewebezelle mehr oder minder intensiv. Die sympathischen-parasympathischen Nerven sind den inneren Organen, die sensorischen den äußeren Organen (Skelettmuskeln) zugeordnet, die idealischen Nerven haben keine direkte Verbindung zur Peripherie (s. u.). Zu den RSen gehören auch die Nervenzellen der Hirnrinde, von mir Denkzellen genannt; die assoziatorischen Zellen gehören nicht zu den Denkzellen. Die Denkzellen sind die Organe des Bewußtseins: auf dem Höchstpunkte der Funktionskurve vollzieht sich ein spezifischer Prozeß im Zellkern, bei dem das je spezifische Bewußte erscheint.

Was ist der Nervenstrom? Am herausgeschnittenen Nerven finden wir im Achsenzylinder, in jeder Fibrille eine plasmatische Substanz vor; sie läßt den Schluß zu, daß auch im lebenden Nerven „etwas" fließt, eine „leere" Röhre gibt es ja ohnehin nicht, und die Fibrillen sind ja eben Leitungen. Den vitalen Nervenstrom können wir natürlich nicht zu Gesicht bekommen, er kann uns als solcher nicht bewußt werden, das Bewußte ist ja Funktionseigentümlichkeit der kortikalen Nervenzelle. Wir können auch nur das Bewußte beschreiben, nach Eigenschaften und Funktionen, wir beschreiben es auch genetisch und kommen so auf die Vorstufen des Bewußten, die jetzt nicht mehr oder noch nicht (wieder) bewußt, also unbewußt sind. Diese Vorstufen sind das, was ich als den Nervenstrom bezeichne, sie sind das Unbewußte. Wir können also die Aufnahme des Nervenstromes, sein Weiterfließen, dann die Entstehung des Bewußten phänomenal nicht wahrnehmen, das Unbewußte ist unwahrnehmbar; wir können aber die Entstehung des Bewußten gar nicht anders beschreiben als: daß es aus Vorstufen entstanden ist, es ist dies ein logischer Schluß von zwingender Evidenz, eine unbestreitbare Beschreibungstatsache (wenn auch nicht eine Erlebnistatsache). Wir verbleiben hierbei wie stets im Biologischen, im Physischen.

Wie entsteht das Bewußte? Die spezifische Funktion der Denkzellen ist eben das Denken im allgemeinen Sinne, das Bewußte ist der jeweilige Höchstpunkt des Denkens; im engeren Sinne bezeichnet man als Denken die Funktion der Polymorphen Denkzellen, die Begriffe, Erinnerungen, Gedanken, das Wissen. Wir kennen von der Amphimixis her die Tatsache, daß der Hauptprozeß im Zellkern stattfindet: die Vereinigung des Eikerns mit dem Samenkern ist die innere Befruchtung (Oscar Hertwig 1875). Aus der Keimzelle gehen alle Zellen des Organismus, auch die Nervenzellen hervor, also spielt sich auch in ihnen der Hauptprozeß im Zellkern, also auch im Zellkern der Denkzelle ab: die fremde Hauptsubstanz vereinigt sich da mit der einheimischen, und hierbei differenziert sich — es ist dies eben die spezifische Funktionseigentümlichkeit der Denkzelle — der fremde Partner zur Qualität „bewußt". Dieser Kernprozeß ist ein genischer wie bei der Amphimixis; die Trophik (Ernährung) findet vorwiegend in der Umgebung des Zellkerns, im Deutoplasma statt. Ich habe daher das Bewußte mit dem psychobiologischen Limitbegriff „Eron" bezeichnet und spreche vom Nervenstrom als vom Eronenstrom. Das Bewußte erscheint immer nur auf der Funktionsakme der Denkzelle, also ist das Bewußte immer nur „der Punkt" („Punkt" biologisch verstanden). Von allen Denkzellen hat jeweils eine die Akme erreicht; die akmetische Funktionswelle kann sich in der gleichen Denkzelle wiederholen oder in einer anderen verlaufen, so daß „das Bewußtsein" die Reihe von Punkten ist, die stetig (also lückenlos) ineinander übergehen (vgl. die Tatsache der physiologischen Optik, daß das Objekt im Schnittpunkt der Blicklinien liegt, usw.). Im „Bewußtseinsstrom" zeigt sich die Assoziation der Denkzellen an: sie sind allesamt direkt oder indirekt miteinander assoziiert. Das tiefe Absinken der Funktionsintensität der RSe ist das Einschlafen, der Anstieg aus dem Minimum, dem tiefsten Schlafe führt über den Traum zum Erwachen. Wir haben neun Sinne: zu den bekannten fünf kommen hinzu der Wärme-Kälte-, der Lage-, der Kraft- und der Richtungssinn.

In allen Sinnenszentren finden sich drei Nervenzellschichten vor: die Schicht der Kleinen Pyramidenzellen, die zum sympathisch-parasympathischen Nervensystem gehören, die Schicht der Großen Pyramidenzellen, die zum sensorischen Nervensystem gehören, und die Schicht der Polymorphen Zellen, die zur Peripherie keine direkten Verbindungen haben, sondern ihre Zuflüsse aus den assoziierten sympathischen-parasympathischen und sensorischen Rindenzellen erhalten und ihre Abflüsse an die Neuriten jener abgeben; diese Schicht ist das idealische Nervensystem[1]).

[1]) In der Kleinhirnrinde unterscheiden wir entsprechend die äußere (graue), die mittlere (gangliöse) und die innere (granulierte) Schicht. Die Kleinhirnrinde ist das Zentrum des Lage-, des Kraft- und des Richtungssinnes, also das koordinative Zentrum (s. Lehrbuch der Psychobiologie, 2. Bd. § 30, 1).

Die Kleinen Pyramidenzellen sind die Gefühlszellen, d. h. auf der Funktionsakme der einzelnen Gefühlszelle erscheint als Bewußtes das spezifische Gefühl. Entsprechend sind die Großen Pyramidenzellen die Gegenstandszellen und die Polymorphen Denkzellen die Begriffs- sive Erinnerungszellen: auf der Akme erscheint der je spezifische Gegenstand bzw. Begriff. Das Bewußte ist also rein biologische Tatsächlichkeit, das Unbewußte ist Bezeichnung für die hypakmetischen Funktionsgrade der RSe, nicht aber ein mystisches Seelenreich.

Grundsätzlich sind fünf Arten von RSen zu unterscheiden, sie werden nach den fünf Grundgefühlen Hunger (im weitesten Sinne, also Verlangen, Bedürfnis, Wunsch, Wille usw.), Angst, Schmerz, Trauer und Freude als Hunger-, Angst-, Schmerz-, Trauer- und Freude-RSe bezeichnet; auf die Misch- und Stauungsgefühle usw. kann hier nicht eingegangen werden. Die zu den Hungergefühlen genetisch-assoziativ gehörenden Gegenstände heißen hungergefühlig, sie sind zu weiten leeren Rundungen (Höhlen) angeordnet. Die zu den Angstgefühlen gehörenden Gegenstände heißen angstgefühlig, sie sind zu relativ engen Rundungen (Öffnungen) angeordnet. Die zu den Schmerzgefühlen gehörenden Gegenstände heißen schmerzgefühlig, sie sind gedrehte, gewundene Anordnungen (Schwellen und das sie Überschreitende). Die zu den Trauergefühlen gehörenden Gegenstände heißen trauergefühlig, sie sind kurze Gerade (Stücke). Die zu den Freudegefühlen gehörenden Gegenstände heißen freudegefühlig, sie sind lange Gerade (vollendete Ganze). Analog auch die Ausdrucksorgane. Die Wandungen der inneren Organe weisen fünf Arten von Fasern auf: die Hunger(ausdrucks)fasern reichen rund herum, so daß bei ihrer Kontraktion noch ein (verengtes) Lumen bleibt, die Angstfasern sind kürzer, ihre Kontraktion kann bis zum Verschluß führen, die Schmerzfasern sind schräg angeordnet, ihre Kontraktion ist die Drehung, die Trauerfasern sind kurze, die Freudefasern sind lange Längsfasern, ihre Kontraktion ist die beginnende bzw. sich vollendende Erweiterung. Die Reihenfolge dieser Kontraktionen — und sie folgen immer aufeinander — ist die Peristaltik (im weitesten Sinne, also einschl. der Herzaktion usw.), bei deren Ablauf sich das Füllmaterial aus der einen Höhle durch die Öffnung über die Schwelle in die sich anschließende Höhle bewegt. Analog finden die Bewegungen als Verengung-Drehung-Erweiterung am Rumpf sowie als Beugung-Drehung-Streckung am Rumpf und an den Extremitäten statt. Wir erleben nur Rundes und Gerades, und immer geht das Gerade aus dem einen Rund in ein anderes über.

Die sogenannten seelisch-geistigen Vorgänge einschl. der Entstehung des Bewußtseins, der Anschauung erweisen sich also als rein biologische, als Nervenfunktionen. Der Annahme des Metaphysischen können wir entraten. Wir sind damit von all den Räselhaftigkeiten, von all den Deutungen befreit, die das Wesen des Als-ob-Denkens — ich habe es für alle Entwicklungsstufen als dämonistisch bezeichnet — ausmachen. Die unlösbaren Fragen, die sich in den Theorien-Dogmen der psycho-physischen Wechselwirkung, des psycho-physischen Parallelismus, der psychophysischen Einheit (man kann sie auch psycho-somatisch nennen) demonstrieren, entfallen. Es entfallen die Rätsel: bis wohin reicht der Leib, wo fängt die Seele an? berührt sie den Leib oder ist sie von ihm entfernt und was sollte dann zwischen Seele und Leib liegen? wie macht es die Seele, auf den Leib einzuwirken, und der Leib, auf die Seele einzuwirken? wie soll man sich die „Widerspiegelung" des Physischen in der Psyche im Parallelismus denken — oder die Ein-heit von zweien? wie kommt die Wahrnehmung, die Anschauung zustande? wie kann man die Seele, die doch als metaphysisch für unerforschlich gilt und gelten muß, erforschen, sogar bis in ihre „Tiefe", allwo die „verdrängten Bewußtseinsinhalte", die „eingeklemmten Affekte", die „Archetypen" u. a. Bathybioi, die dunkelsten Geheimnisse des Menschen wohnen und sich oft recht ungebärdig benehmen? — und in der Krankheitslehre: wie macht es die Seele, daß der Leib „psychogen" erkrankt? ist die Seele dann selbst gesund oder krank? wie kann sie erkranken? und wie kann die etwa doch gesunde Seele den Leib krank machen? wie also ist die Psychogenie der Krankheiten, der neurotischen und psychotischen oder gar der anatomischen (der sog. organischen) zu verstehen und ihre Annahme zu rechtfertigen? wie ist die Seele durch Traumen zu erreichen? wie ist die kranke Seele zu heilen, wie Psychotherapie möglich? usw. Das gleiche gilt für die Annahme des „Geistes" im Menschen, der wohl über die Seele erhaben ist und mit ihr im Kampfe steht (L. Klages u. a.), worunter denn „der Mensch" auch körperlich allerlei zu leiden hat. Der Geist wohnt wohl im Kopfe und muß die Dämonen der Unterwelt, also des Rumpfes-Bauches, die sich zu empören versuchen, beherrschen (Staudenmeyer, Heyer). Kurz, all das erkennen wir als Fiktion, die sich mit andern Fiktionen — im fiktionalen Denken kann man natürlich nur in Fiktionen denken — zu stützen sucht und „ein System bereitet", und mit der Erkenntnis der Fiktion als solcher löst sie sich auf. Es ist aber klar, daß, solange man die biologische Struktur und Funktion des Organismus nicht erkannt hat, man sich mit der weltanschaulichen Deutung, der dämonistischen Zerlegung des Seienden in das Seiende und das „Dahinter" behelfen und über alle Erfahrung hinaus die Macht-Allmacht suchen muß, die „die Welt im Innersten zusammenhält".

Die Konstitution ist also die je spezifische Organisation von RSen. Die Weltanschauung ist die biologische Tatsache, daß der Mensch Bewußtsein hat, und dieses entsteht als biologisches Datum auf rein biologischem Wege. Charakter im allgemeinen Sinne ist die Gesamtheit der Eigenschaften und Funktionen nach der Spezifität, im engeren (besonderen) Sinne die Gesamtheit der Eigenschaften und Funktionen nach der Gefühlsbestimmtheit. Temperament ist das Maß der Reflexe bestimmt nach Intensität und Rhythmus. Jeder Mensch hat — darin besteht eben seine biologische Beschaffenheit — seine Konstitution, seine

Weltanschauung, seinen Charakter, sein Temperament, und immer stimmen die „großen Vier" im Rahmen der Individualität zueinander, und immer ist jede Einzelheit das biologische Symbol des Ganzen. Norm ist das unter Analogem (Vergleichbarem) Häufigste, sie hat eine Variationsbreite; was außerhalb liegt, ist die Abnorm mit ihrer Variationsbreite. Die ärztliche Therapie ist die Erweiterung-Ergänzung der Autotherapie und gehört wie diese zum Krankheitsgeschehen. Hygiene ist die Gesamtheit der Methoden, bei deren Anwendung das Manifestwerden (der „Ausbruch") der Krankheit erfahrungsgemäß verhütet werden kann. Die Pragmatik, die Ethik (Moral, Religion, Rechtspflege) und die Ästhetik erweisen sich als biologische Tatsächlichkeiten und erhalten so erst ihr unerschütterliches Fundament. Die Sozialität jeder Art, Größe, Entwicklungsstufe kann nur von der Psychobiologie der Einzelnen, die die Gemeinschaft bilden, her völlig verstanden werden. Usw.

So hat die Psychobiologie dem Ignorabimus des Dubois-Reymond mit ihrem Non ignoramus ein Ende gemacht.

Und nun noch einiges aus der philosophischen Anthropologie. Der Mensch schaut an. Da ist denn „anschauen" zunächst die Sehfunktion, das Wort „Anschauung", allgemein: „Weltanschauung" ist dagegen ein Terminus der Erkenntnistheorie, es bezeichnet die Tatsache, daß alles Bewußte, sei es Gefühl, Gegenstand oder Begriff, in jedem der neun Sinnesbezirke, eo ipso „jetzt-hier", raumzeitlich bestimmt, lokalisiert, also „entfernt" ist — von wem? Ich kann die Entfernung zwischen einem Gegenstand und meinem Gehirn messen, also in der Objektität raumzeitliche Verhältnisse feststellen, niemals aber kann ich eine „Entfernung" zwischen dem Anschauenden und dem Angeschauten messen; es ist also die Beziehung Anschauendes: Angeschautes (synonym: Wahrnehmendes: Wahrgenommenes, Subjekt: Objekt, Seele: Leib, Psyche: Physis) grundverschieden mit dem Verhältnis zweier Objekte zueinander. Die Anschauung ist also polare Gegensätzlichkeit im Unterschied von der interpolaren Gegensätzlichkeit, die in der Objektität liegt. Das Bewußte ist das Einzig-Existente, die Welt ist die Summe meiner Bewußtseinseinzelheiten, es gibt realiter keine Welt hinter der Welt, keine vom Bewußtsein unabhängige Welt, die sich in der Seele „widerspiegele" usw. Das Bewußte ist das Etwas im polaren Gegensatz zum Nichts. Das Anschauende kann niemals Angeschautes, die Psyche niemals Physis, das Nichts niemals Etwas sein oder werden — und umgekehrt; das Nichts ist das Nichtanschaubare, Nichtwahrnehmbare, Nichtbewußte, Nichtbeschreibbare, Nichtseiende. Nur das Etwas kann beschrieben werden. Alle Bezeichnungen des Nichts sind aus der Objektbeschreibung entliehen zur Kennzeichnung der Struktur der Anschauung. Zwischen Nichts und Etwas kann es natürlich keine Entfernung geben, mit „Entfernung" wird nur eben die Tatsache angegeben, daß das Objekt eo ipso zeiträumlich lokalisiert ist. Innerhalb der Anschauung ist also Seele, Geist usw. synonym mit Nichts; die sogenannten seelisch-geistigen Prozesse aber sind biologische Funktionen, nämlich Reflexe.

Die Anschauung des Individuums nennt man seine Weltanschauung. Allgemein spricht man von „der Weltanschauung". Sie hat ihre Entwicklungsgeschichte. Die einzelnen Entwicklungsstufen sind die Denkweisen: an die frühkindliche, die chaotische Denkweise schließt sich die animistische, dann die magische (Märchen-Zauberalter), dann die mythische (Götter- und Heldensagen), dann in der Pubertätszeit die mystische (Gott-Weltproblem), sodann die humanische (Leib-Seele-, Kausalitätsproblem), endlich die realische sive psychobiologische Denkweise an. Das Chaos ist das Ungeschiedene, Allgemeine, das All (altnord. god, ein Neutrum pluralis svw. omnia, eben „All", später Amtstitel des Oberhauptes-Herrn Godan, Gott, vgl. Allah, Pan, Maja zu Magier, Majestät usw.), das Hauch-Nebelartige, das Seelische (Seele, Psyche svw. Hauch), das Gasige (Gas wortverwandt mit Chaos, Geist). Aus dem Chaos entwickeln sich alle Einzelheiten, zunächst das Ich und das Du und alle weiteren Dus, zunächst in gespenstischer, primitiv-dämonistischer Beschaffenheit: so geht das „Meta-physische" in das Physische, das Seelisch-Geistige in das Leibliche über, wir wissen aber, daß auch das Chaos physisch ist, eben das Bewußte des ontisch wie phylisch Primitiven, und wir ververstehen so die Entstehung der dämonistischen Weltanschauung. Mehr und mehr gewinnen die Dinge in der Anschauung des sich entwickelnden Kindes (Primitiven), also gemäß der Differenzierung der Hirnrinde als des Organs des Bewußtseins an Physizität, wobei das Metaphysische, Dämonische sich zunehmend verdünnt — in dem Grade, wie er jeder der genannten Denkstufen eigentümlich ist. Auch das humanische, das psychologisch-kausale Denken ist noch dämonistisch, aber eben im höchstverdünnten Grade; dabei beansprucht die psychologische Deutung Geltung für die Organismen, besonders für Mensch und Tier, die kausale Deutung für die anorganische Natur.

In letzter Ausreifung geht die Weltanschauung in die realische Denkweise über. Sie erkennt: die dämonistischen Denkweisen mit all ihrer Problematik sind fiktional, sie fassen die Welt auf, als ob sie aus Physisch: Metaphysisch bestünde, das Als-ob beweist aber nicht die Existenz des Metaphysischen, sondern beweist nur, daß es Menschen gibt, die im Als-ob denken — gemäß der Differenzierungsstufe ihrer Hirnrinde. Das fiktionale Denken ist nicht das menschliche Denken (Vaihinger), sondern gilt nur während einer (allerdings langen) Periode in der Entwicklungsgeschichte des Menschen und seiner Gemeinschaften. Auch der Kausalitätsglaube „setzt" eine metaphysische Macht, nämlich eben die Kausalität, Ursächlichkeit, auch die Konditionalität, Bedinglichkeit (eine Art verdünnte Kausalität), die Finalität, Zwecklichkeit, den ordo ordinans usw. — eine Macht-Allmacht, die in den Dingen und auf sie wirke und die Vorausberechenbarkeit des Naturgeschehens, wenigstens des mechanischen ermögliche. Immerhin ist dieser Glaube neuerdings von atomaren Beobachtungen her ins Wanken geraten, ohne indes eine endgültige Klärung gefunden zu haben, und es ist zu betonen, daß diese Klärung niemals der Physik, sondern nur der Weltanschauungslehre gelingen kann — und sie ist nun eben gelungen: die Psychobiologie kennt nur zeiträumliche Zusammenhänge, genetische und episodische, und alle Deutungen, alle Zweifel verstummen („zweifeln" = in zwei zerfallen, vgl. den genetischen Zerfall der einheitlich-chaotischen Welt in die Zwie-welt des Ich und des Du, damit das Aufkommen der physisch: metaphysischen Zwie-welt usw.; ebenso „deuten" = in zwei zerlegen). „Problem" ist Aufgabe plus Dämonie; im realischen Denken entfällt die Dämonie, entfallen die Probleme, es bleiben die Aufgaben.

Die gesamte Psychobiologie kann nicht in wenigen Seiten dargestellt werden, ich kann hier nur Grundsätzliches bieten, soweit es das Thema verlangt. Wer mehr wissen will, möge in meinen Büchern nachlesen; ich garantiere dafür, daß darin jeder mögliche Einwand berücksichtigt und bereinigt ist. Die Psychobiologie hat im In- und im Auslande reiche Anerkennung gefunden (während der Nazizeit war ich freilich hier offiziell verboten). Unverkennbar entwickeln sich auch viele Zeitgenossen, die meine Werke nicht oder nur oberflächlich kennen, mehr und mehr der realischen Weltanschauung zu (Interferenzdenken, s. Lehrbuch der Psychobiologie 1. Bd. S. 77, 98). Im Gebiete der Psychotherapie (realiter: Neurosentherapie) wird von einzelnen Forschern, z. B. J. H. Schultz, H. Schultz-Hencke, das rein Klinische in den Vordergrund gerückt, doch lassen auch sie das Rätsel „Psyche" unberührt, und die These, der Arzt sei für die Erörterung und gar Lösung des Leib-Seele-Problems „in keiner Weise zuständig und vorgebildet", kann angesichts der Tatsache, daß der Psychotherapeut ja eben immer mit der Psyche seiner Kranken beschäftigt ist oder doch zu sein glaubt, angesichts der Tatsache auch, daß die Neurose Weltanschauungskrankheit ist, nur als eine Resignation („Und sehe, daß wir nichts wissen können!") betrachtet werden. Die Annäherung der Psychologie und der Psychotherapie, der Anthropologie überhaupt an die Psychobiologie hat sich in den USA, ausgehend von James Watsons Behaviorismus und Adolf Meyer-Abichs Holismus, besonders weitgehend vollzogen[1]), und die modernen psycho-somatischen (das Wort ist als Ersatz für „psycho-physisch" aus den USA wiederum nach Europa eingeführt worden, Kretschmer, v. Weizsäcker, Mitscherlich, Mohr, v. Kress u. v. a.) einschließlich der psychoanalytischen Auffassungen sind erheblich nach den psychobiologischen Erkenntnissen hin gereift (Dunlap, Horney, Byrne, Korsybski, Jelliffe, Hinsie, Flanders,

[1]) Es sei hier auch an die „Neuropathologie" von William Cullen (1712—1790) in Edinburg erinnert: Alle vitalen Erscheinungen, die normalen wie die abnormalen, nehmen ihren Ursprung vom Nervensystem; Alteration des Nervensystems bewirkt Anomalie der vitalen Funktionen.

Dunbar, Eugen H. Mueller u. v. a.), und nach Mitteilungen von Dr. Gertrud Jaffé-Noetzel ist auch die Sozialtherapie und -hygiene der Neurosen weitgehend nach diesen Erkenntnissen orientiert. Letztens kann die Psychotherapie nur in die Erkenntnistherapie einmünden. Indes der „letzte Schritt" muß allenthalben noch getan werden. Es ist auch, ganz allgemein nicht leicht, von althergebrachten Anschauungen definitiv Abschied zu nehmen; es handelt sich um Entwicklungen, und man muß Geduld haben. Wir leben obendrein noch in den Ausklängen der Chaotik, in die uns das Hitler-Regime geführt hat, und müssen in jeder Hinsicht erst wieder aufbauen; von vielen Seiten ist mir bestätigt worden, daß meine Psychobiologie hierzu wesentlich beitragen kann.

## 2. Kapitel

# Die Psychobiologie der Krankheit

Jede Gemeinschaft, also auch jede Volksgemeinschaft ist eine Organisation von Individuen, die sich um einen Mittelpunkt gruppieren. Die Psychobiologie versteht „Organisation" als eine biologische Tatsache: als die As-soziation von so-spezifischen Individuen zu einem relativ engen und festen Verbande (im Unterschied von der unorganisierten Masse, d. h. einer lockeren Assoziation von so-spezifischen Individuen ohne Mittelpunkt, vgl. Lehrbuch der Psychobiologie 4. Bd. § 1). Die Assoziation der Sozien stellt die Assoziation der beteiligten Denkzellen heraus, d. h. der Hirnrindenzellen, deren Bewußtes die Individuen sind. Die assoziierten Individuen sind zusammen ein Organismus. Sozialität ist also Assoziation von Sozien. Die Wissenschaft von der Sozialität, dem Gemeinschaftsleben, ist die Soziologie. Die Soziologie der Volksgemeinschaften in Überschneidung mit der Ökonomik ist die Politik (vgl. Lehrb. d. Psychobiol. 4. Bd. § 12, 2). Sie umgreift das normale und das abnormale Gemeinschaftsleben. Die Sozialnosologie ist die Sozialpathologie, Sozialtherapie und Sozialhygiene. Es ist klar, daß die Soziologie an den Individuen anzusetzen hat, und zwar an ihnen als Mitgliedern der Gemeinschaft, als Sozien. Somit geht auch die Wissenschaft von den Sozialkrankheiten, ihrer Heilung und ihrer Verhütung von der Nosologie der Individuen aus, die die Gemeinschaft bilden. Eine Gemeinschaft ist gesund oder krank nur über ihre Mitglieder; an ihnen ist zu diagnostizieren, ob eine Gemeinschaft gesund oder krank ist, d. h. ob und woran alle oder mehr oder weniger zahlreiche Mitglieder leiden. Eine Volksgemeinschaft ist niemals krank in dem Sinne, daß alle Mitglieder krank sind; im Gegenteil ist die Mehrzahl der Mitglieder allemal gesund, auch im Falle einer Epidemie; die Kranken leiden *an*, die Gesunden *unter* der Krankheit.

Das Wesen der Krankheit ist also auch für die Soziologie an den Individuen zu studieren, die der Gemeinschaft angehören. Die Psychobiologie hat die viel erörterte Frage nach dem Wesen der Krankheit und somit auch der Heilung und der Verhütung klar und endgültig beantwortet. Sie hat die Krankheit wie die Genesung und die Verhütung als rein biologische Tatbestände erkannt; sie ist auch hier reine Empirie und verzichtet auf alle Fiktionen, zu denen auch der Kausalitätsglaube gehört. Im Folgenden werde ich berichten über: 1. Norm und Abnorm, 2. Organische und funktionelle Krankheiten, 3. Die Entstehung der Krankheit (Erblichkeit, Disposition, Manifestanz), 4. Krankheit als Infantilismus, 5. Heilung und Verhütung. Des knappen Raumes wegen muß ich Literaturhinweise weglassen und bitten, hierüber in meinem Lehrbuch der Psychobiologie nachzulesen.

## 1. Norm und Abnorm

Das Normale ist das unter Analogem Häufigste. Wir vergleichen also möglichst viele analoge Individuen auf analoge Eigenschaften und Funktionen und ermitteln aus diesen Vergleichen, welche Eigenschaften und Funktionen in der Zahl der verglichenen am häufigsten, also häufiger als alle anderen verglichenen vorkommen. Das Abnormale ist das Weniger-Häufige. Das Enorme liegt an der Spitze der Norm (Spitzenleistung), man darf es nicht mit dem Abnormen als Wucherung, Übertreibung verwechseln, wie es nicht selten geschieht; Beispiel: die Gebarungen der Hitlersekte unter dem pseudogenialen Häuptling. Nach ihren Eigenschaften und Funktionen sind und heißen die Individuen normal oder abnormal, gesund oder krank.

Norm und Abnorm sind also Rechnungsgrößen abstrahiert aus den Erlebnissen, sind Statistik, Beschreibungstatsachen, die den Erlebnistatsachen entsprechen. Nicht aber schwebt die Norm als metaphysischer ordo ordinans über dem Naturgeschehen und befiehlt ihm, stets im Kampfe mit der ebenso dämonischen Abnorm, sich gefälligst nach ihr zu richten. Die Beschreibung (Phänomenologie) steht überhaupt nicht in einem kausalen, sondern in einem assoziativen Verhältnis zum Beschriebenen (zur Phänomenalität). Man darf beides nicht miteinander verwechseln oder gar identifizieren; dieses geschieht aber häufig genug. Man kann die statistische Abstraktion bis zur Errechnung eines Mittelwertes, des „Normotypus" (Quetelet, Brugsch) oder des „Idealtypus" (Stratz, Hildebrandt, Geigel) treiben und nun den so-normalen Menschen suchen, ohne ihn zu finden; es ist aber ein Mißverständnis, daraus zu schließen, daß die Abstraktion nur eine Fiktion sei, daß es den normalen Menschen überhaupt nicht gebe: man verwechselt hierbei das mathematische Mittel mit den zu dieser Rechnung verglichenen Individuen und übersieht, daß ja eben erst aus diesen Vergleichen der statistische Wert ermittelt wird. Natürlich gibt es nicht nur den normalen Menschen, sondern sogar sehr viele; wir haben keinen andern Maßstab wie den gesunden Menschen, er ist das Maß aller Dinge. Man darf eben einen errechneten Mittelwert nicht in die Phänomenalität übertragen und nur das Individuum, auf das dieser Mittelwert zutreffen könnte, für normal erklären wollen, man darf die Gültigkeit des „Normbegriffes" nicht davon abhängig machen, ob man einen ihn darstellenden Menschen, eben den „Normtypus", finde oder nicht.

Die Norm ist ein Gesetz: es gibt keine Ausnahme, z. B. alle (eben die normalen) Menschen haben zwei Augen, — oder eine Regel: es gibt Ausnahmen, Varianten, z. B. der Mensch schläft (in der Regel) 7 bis 8 Stunden. Als Regel hat die Norm eine Variationsbreite (Var.-Br.), wir sprechen von der normalen Var.-Br. Das Abnorme liegt außerhalb der normalen Var.-Br. Auch in der Abnorm gibt es Gesetze, z. B. alles Abnormale ist bestrebt, sich (abnorm) auszubreiten, zu wuchern, und Regeln, z. B. die Pneumonia crouposa kritisiert (in der Regel) zwischen dem 5. und 12. Tage; es gibt also auch eine abnormale Var.-Br. Im Vergleich zur Norm werden die abnormalen Eigenschaften und Funktionen auch als ungesetz- und unregelmäßig bezeichnet. Die Gesetze und Regeln der Abnorm werden in der Norm ermittelt, dann sind die Ermittelungen normal (richtig), — oder in der Abnorm, dann sind sie selber abnormal (falsch). Die normative Beschreibung, d. h. die Beschreibung nach Norm und Abnorm, ist also auch normal oder abnormal. Abnormale Gesetze und Regeln kann das (der) Normale ebensowenig innehalten wie das (der) Abnormale normale Gesetze und Regeln. Es gibt aber Parallelen innerhalb der normalen und der abnormalen Var.-Br., so daß wir sagen können: abnormale Gesetze und Regeln, z. B. kranke Rechtsverfügungen, kann der Normale nur insoweit innehalten, wie sie sich in die Norm übersetzen lassen. Manche Gesetze und Regeln gelten für die Norm und die Abnorm, z. B. der Mensch entsteht immer nur bei der Zeugung, diese kann aber normal oder abnormal erfolgen. Ein Gesetz kann ferner die in seinen Bereich fallenden Regeln und Ausnahmen mit ihren Varianten in sich begreifen, mitmeinen, z. B. alle Menschen müssen schlafen, der Schlaf kann aber normal oder abnormal sein. In vielen Fällen kann die Norm nach beiden Seiten hin ins Abnormale überschritten werden, z. B. kann das Herz zu groß oder zu klein sein, in andern Fällen nur nach der einen Seite hin, z. B. niemals hat ein Mensch drei Augen, er kann abnormaliter nur eins oder keins haben.

Zwischen Norm und Abnorm gibt es eine scharfe Grenze nur in den Fällen, in denen die Norm ein Gesetz ist. Wo die Norm Regeln und Ausnahmen umfaßt, also eine normale Var.-Br. hat, sind die Übergänge fließend, gibt es also „Grenzfälle", also solche Fälle, deren Zugehörigkeit zur Norm oder zur Abnorm zweifelhaft sein kann oder die der eine Beobachter noch zur Norm, der andere zur Abnorm rechnet. Erst bei einer gewissen Entfernung von der „Grenze" sind die Einzelfälle unverkennbar normal oder abnormal. Je größer und feiner die Erfahrung des Beobachters, desto sicherer und rascher vollzieht sich die Einordnung des vorliegenden Einzelfalles in die Norm oder die Abnorm, desto geringer ist die Zahl der Grenzfälle, z. B. kann der Neurosenkenner die Differentialdiagnose, ob ein Verhalten noch normal oder schon abnormal (zwanghaft) ist bzw. eine anatomische Krankheit anzeigt, viel sicherer und rascher stellen als der Nichtkenner, mag er auch Arzt sein. Wir sprechen da von Intuition, die viele Fälle sicherer und rascher diagnostiziert als das Laboratorium, ja der eigentliche „ärztliche Blick“ ist; leider wird die „Blickdiagnose“ in unserer technifizierten Zeit viel zu wenig beachtet und geübt.

Die innerhalb der normalen bzw. abnormalen Var.-Br. liegenden Varianten können nun wiederum darauf durchgezählt werden, welche von ihnen die häufigsten sind. Diese kann man als „ganz-normal“ von den „weniger-normalen“, aber immer noch normalen bzw. als „ganz-abnorm“ von den „weniger-abnormalen“, aber immer noch abnormalen Varianten sondern. Der Wanderer auf der Landstraße geht „ganz-normal“ („ganz-richtig“) auf dem Fußweg am Rande, „weniger-normal“ („weniger-richtig“), aber nicht abnormal (unrichtig, falsch) bei freier Landstraße in der Mitte oder auf dem Sommerweg. Dagegen ist es abnormal, während lebhaften Wagenverkehrs auf dem Fahrdamm, gar zwischen den Wagen zu gehen; immerhin kann eine solche Verhaltensweise noch der Norm so nahe sein, daß sie rasch in die Norm einbiegen kann. Ganz-abnorm ist es, daß der Wanderer im Getreide geht usw. Alle Klassifikationen: die pragmatischen (nach richtig und falsch), die ethischen (nach gut und böse) und die ästhetischen (nach schön und häßlich) gehen ein in die Klassifikation nach normal und abnormal. Alles Gesunde ist richtig (echt), gut und schön, alles Kranke ist falsch (unecht), böse (schlecht) und häßlich. Die Normalitätsstufen oder -grade, also die komparativen Varianten innerhalb der normalen Var.-Br. bezeichnet man mit richtig, richtiger, richtigst (ganz oder höchst richtig), gut, besser, best (ganz gut), schön, schöner, schönst (ganz schön); entsprechend die komparativen Varianten innerhalb der abnormalen Var.-Br. mit falsch, falscher, falschest (ganz oder höchst falsch), schlecht, schlechter, schlechtest (ganz schlecht), häßlich, häßlicher, häßlichst (ganz häßlich). Mit dieser psychobiologischen Erkenntnis ist alle einschlägige Problematik überwunden.

Der Mensch ist eine ganzheitliche Organisation von Reflexsystemen, wie in meiner ersten Abhandlung dargelegt. Das gesunde Individuum ist „im ganzen“ gesund, seine Eigenschaften und Funktionen sind zwar mehr oder weniger normal, also richtig, gut und schön, aber normal, gesund sind sie alle, sie liegen innerhalb der normalen Var.-Br. Das „ganz gesund“ ist nicht mathematisch (100%) zu verstehen; daß jemand z. B. Hühneraugen oder mal einen Schnupfen hat, tut seiner Gesundheit noch keinen Abbruch, man wird ihn deshalb nicht krank nennen, wiewohl streng genommen das Hühnerauge kranke Haut, der Schnupfen Schleimhautentzündung ist. Der gesunde Mensch hat „im großen-ganzen“ nur gesunde Reflexsysteme, seine Reflexe sind „in Ordnung“, er kann nur gesund denken und tun, ihm fehlen die kranken Reflexsysteme, die kranken Apparate, deren Funktion das kranke Denken und Tun wäre. Das gesunde Denken und Tun hat auch immer gesunde Folgen, Weiterführungen, die dem Einzelnen wie der Gemeinschaft zum Guten-Besten gereichen. Der Gesunde bedarf nicht der geschriebenen Gesetze und Regeln als der Regulative, sie sind ja erst aus seinem Verhalten abgeleitet, er ist in diesem Sinne

„selber das Gesetz". Es ist ihm gar nicht möglich, gegen die normalen Gesetze und Regeln zu denken und zu tun. Er kann ein abnormales Gesetz, d. i. eine tatsachenfremde Gemeinformel, ein Schein- oder Fehlgesetz nicht anerkennen und sieht das ihm entsprechende Denken und Tun als ungesetzlich, d. h. als Verstoß gegen das normale Rechtsempfinden, gegen „die guten Sitten" an. Er unterscheidet — je nach dem Differenziertheitsgrade mehr gefühls- oder mehr verstandesmäßig und weniger oder mehr eingehend und genau — das Gesunde vom Kranken, also auch die gesunde von der kranken Normbeschreibung.

Das kranke Individuum ist „im ganzen" krank. Seine Eigenschaften und Funktionen, seine Reflexsysteme sind zwar mehr oder weniger abnormal, aber eben doch abnormal überhaupt, sie liegen innerhalb der abnormalen Var.-Br. Man pflegt die normnahen Anteile des Organismus als „gesund" zu bezeichnen und den normfernen Anteilen als den „kranken" gegenüberzustellen. Indes der Organismus ist ein Ganzes, eine biologische Einheit. Auch das noch so gut umschriebene, abgegrenzte, abgekapselte „Kranke", z. B. eine Geschwulst, ist nicht derart isoliert, daß man es „Krankes im Gesunden" nennen dürfte, sondern ist integrierender Teil des Ganzen: der „Herd" steht mit der engeren und weiteren Umgebung in Stoffaustausch (ohne den auch eine Therapie unmöglich wäre), die „gesunden" Anteile sind so-spezifisch, daß sie in abgestuften Graden am kranken Geschehen teilnehmen, sie sind mehr oder minder „krank-haft". „Krankhaft" heißt nicht: gesund und dazu etwas krank, sondern „in relativ geringem Grade krank", „krankheitlich nuanciert"; im Verhältnis zum „Mehr-Kranken" wird das „Weniger-Kranke" auch mit „gesünder" im Sinne von „der Gesundheit näher" bezeichnet. Bezeichnen wir die relativ normfernsten Anteile als krank im engeren Sinne („relativ" zu den normnäheren Anteilen), so ist zu definieren: der kranke Organismus besteht (ist eine biologische Einheit) aus kranken, krankhaften bis fast gesunden Anteilen (Reflexsystemen). In der Alltagssprache mag man das Fastgesunde kurz mit „gesund" bezeichnen, die exakte Betrachtung und Beschreibung muß „das Gesunde am kranken Menschen" vom „Echt-Gesunden" unterscheiden, das sich eben nur am gesunden, niemals am kranken Organismus vorfindet. Jede Einzelheit des Organismus ist spezifisch und somit biologisches Symbol des Ganzen; dies gilt für den gesunden wie den kranken Organismus. Im Sinne der biologischen Symbolik präsentiert jede, auch die fastgesunde Einzelheit (Eigenschaft, Funktion) des kranken Menschen die ganze Krankheit und ist hierin von der analogen Einzelheit des gesunden Menschen unterschieden: jene liegt in der abnormalen, diese in der normalen Var.-Br. Diese Erkenntnis ist sehr wichtig für die Diagnostik. Das kranke Denken und Tun, also das Denken und Tun des kranken Menschen hat immer kranke Folgen, Weiterführungen, die dem Einzelnen wie der Gemeinschaft zum Schaden gereichen („Fluch der bösen Tat"), mindestens in dem Sinne, daß die Gesunden sich therapeutisch zur Wehr setzen müssen.

Zu den diskutablen Grenzfällen gehören die Latent-Kranken (die Individuen, die disponiert, prämorbid sind), deren Krankheit noch nicht „ausgebrochen", manifest geworden ist, sowie diejenigen Fälle, deren Krankheit nach dem Manifestwerden wieder in die Latenz abgesunken ist. Jede Krankheit entwickelt sich aus der Stufe der Disposition; sie ist da noch unmerklich, aber je feiner die Menschenkenntnis, desto eher kann die Diagnose gestellt werden, zuerst an kleinen Zeichen, die der weniger-gute Menschenkenner wohl nicht einmal beachtet. Ob ein Neugeborenes disponiert, ob ein fragliches Verhalten schon als krank aufzufassen ist, kann aus den erbbiologischen Tatsachen geschlossen werden. Es geht aber nicht an zu sagen: alle Menschen seien erbbelastet, die gesunden seien die, deren Disposition nicht „ausbreche"; damit wird Gesund und Krank heillos durcheinandergeworfen, ja eine Unterscheidung unmöglich gemacht. Gesunde Menschen sind auch nicht disponiert, sie können nicht krank werden. Niemals bleibt eine Disposition ganz unbemerkt, d. h. sie entwickelt sich immer zu mehr oder minder ausgeprägter Manifestanz. „Erkrankung" ist das Manifestwerden der Krankheit. Während der Manifestanz, d. h. der Hochfunktion kranker Reflexsysteme treten die Funktionen der weniger-kranken bis fastgesunden Reflexsysteme mehr oder weniger weit zurück, sehr weit z. B. bei Allgemeinerkrankungen. Nach Abklingen der kranken Hochfunktionen, z. B. einer Lungenentzündung, treten die kranken Anteile mehr oder minder weit zurück, die gesünderen Anteile sind dann in Hochfunktion. Jede Krankheit hat ihre spezifische Periodik. Der Asthmatiker hat nicht immer Asthmaanfälle, ist aber immer und im ganzen asthmatisch. Der Migräniker hat nicht immer Migräneanfälle, ist aber immer und im ganzen migränisch usw.

Die Diagnose normal: abnormal ist also am leichtesten während der Manifestanz, der „akuten Krankheit" zu stellen, weniger leicht während der „Latenz" genannten geringeren Funktionsstadien der kranken Reflexsysteme, ja man spricht nicht bloß populär, sondern auch ärztlich von der „Heilung" einer Krankheit, wo es sich nur um ein Latentwerden handelt. Wer eine Lungenentzündung hat, ist manifest-krank; wer sie überstanden hat, gilt als „gesund", er ist aber tatsächlich latent-krank, aber diese Latenz bleibt im alltäglichen Leben für den Kranken wie für seine Umgebung unbemerkt, höchstens daß er sich — auch wieder oft unbemerkt — „schont", „in acht nimmt" usw. An sich sind auch die geringsten Reste einer akuten Krankheit, falls sie noch bemerkbar sind, manifest; sie können aber, eben als geringfügig, schon zur Latenz gerechnet werden, die Breite der Latenz ist um so größer, je geringer die Diagnostizierfähigkeit des Beobachters, aber auch des Kranken selber ist. „Latenz" bedeutet ja nicht, daß die Krankheit überhaupt nicht mehr da ist, daß der „Krankheitsdämon" den von ihm befallenen Leib verlassen habe und der gesunde Leib übrig geblieben sei, sondern bedeutet, daß die Hochfunktion der kranken Reflexsysteme abgesunken, diese Reflexsysteme aber natürlich noch vorhanden sind, nur eben in geringeren Graden funktionierend. Bei den rein funktionellen Krankheiten, z. B. den Neurosen, ist die Diagnose normal: abnormal in den Latenzstadien oft besonders schwierig, besonders für den Laien, zu denen auf diesem Gebiete leider immer noch auch viele Ärzte gehören, sie ist aber immer zu stellen. Jemand hat einen „hysterischen Anfall", da ist er manifest krank; nach Abklingen der Welle braucht er dem Laien nicht hysterisch vorzukommen, er mag wohl etwas sonderbar sein, aber „das sind wir ja alle"; tatsächlich ist der Hysteriker eben hysterisch, er ist es immer, er hat die hysterischen Reflexsysteme, und ihre Funktion ist immer am Funktionsgesamt des Organismus beteiligt, nur eben mehr oder minder merklich. Alle Krankheit ist chronisch, die akuten Krankheiten sind nur hohe Funktionswellen der kranken Reflexsysteme. Manche „akuten Krankheiten" der Kinder sind aber nur Entwicklungskrisen.

Für die Diagnostik der Grenzfälle, also der Unterscheidung von benachbarten Varianten der Norm und der Abnorm ist zu bedenken, daß wir uns im Biologischen befinden, also auf dem Gebiete, das sich weder chemisch-physikalisch noch mathematisch ausschöpfen läßt. Die normativen Urteile leiten sich aus der Erfahrung (der Häufigkeit gleicher Erlebnisse mit zunehmender Differenzierung) ab, die genannten Wissenschaften können diese Urteile nur stützen und verfeinern, mehr kann füglich niemand verlangen. Ein Puls von 90 kann bei raschem Laufe eines Gesunden, aber auch bei Tachykardie vorkommen, und die Zahl entscheidet weder das eine noch das andere. Die isolierte Krebszelle sieht unterm Mikroskop (vorläufig) morphologisch so aus wie eine gesunde Zelle, aber der Tumor ist da und unterscheidet sich morphologisch von den gesunden Zellverbänden, auch ist der Stoffwechsel der Krebszelle verschieden von dem der gesunden Zelle (z. B. vermehrte Glykolyse, verminderte Atmung). Auch der Kranke kann — anders wie der Gesunde — auf der Landstraße gehen, auch der Gesunde kann zum Scherz mal im Straßengraben gehen, die mathematische Absteckung des Weges ist nicht immer entscheidend über Norm und Abnorm. Bei der unmittelbaren Beobachtung ist festzustellen, ob der gleich rasche Puls einem gesunden Läufer oder einem Herzkranken gehört, ob der Wanderer gesund oder krank wandert usw. Das Zögern des Gesunden ist anders wie das des Angstkranken, der gesunde Zorn anders wie der Ausbruch des Zornmütigen, die „gleiche" rote Gesichtsfarbe des Gesunden hat eine andere „Tönung" wie die des Nervös-Erröteten oder des Plethorikers usw. Aus der Kenntnis der Gesamtpersönlichkeit oder doch mehr oder minder zahlreicher Einzelheiten ergibt sich die Entscheidung, ob eine gewisse diskutierte Einzelheit noch normal oder nur normnahe ist. Auch hier gibt oft die Intuition, der „ärztliche Blick" den Ausschlag.

Im Verhältnis zum Normalen ist das Abnormale ein Zuviel-Zuwenig, eine Über- oder Untertreibung, eine Hyper- oder Hypo-Atrophie. Das Normale ist das unter Analogem Häufigste, umfaßt also die Mehrzahl der Varianten einer verglichenen Einzelheit, aber die kranken Varianten haben das Merkmal des Zuviel-Zuwenig. Wer von A nach B statt auf der Straße im Sturzacker oder im Sumpfe geht, leistet zu viel und zugleich zu wenig: er strengt sich übermäßig an, um mit dem Gesunden auf der Straße mitzukommen, ermüdet rascher, bleibt zurück, gibt auf oder kommt zu spät und erschöpft in B an oder verirrt sich. Die Geschwulst leistet zu viel: sie vermehrt sich rascher als die gesunden Zellen und zur Unzeit, sie muß sozusagen Versäumtes nachholen, aber sie leistet zu wenig: mit ihrem noch so eifrigen Wachstum kann sie das gesunde biologische Niveau, mit ihrem noch so eifrigen Funktionieren kann sie die gesunde Leistung nicht erreichen; so dient sie nicht dem Ganzen, sondern ist „Störung", stört und zerstört. Blinder Eifer schadet nur, und allzu scharf macht schartig. Die quantitative Größe einer Leistung ist keineswegs Garantie für die qualitative Höhe. Alles quantitative Zuviel ist ein qualitatives Zuwenig. Alle Überleistung vollzieht sich auf relativ niedrigem biologischem Niveau und ist ein Schaden und schädlich — innerhalb des Organismus wie im Gemeinschaftsleben. Die Hypertrophie ist eine „Minusvariante" wie die Hypo- und Atrophie, die sich ebenfalls immer auf relativ niedrigem biologischem Niveau vollzieht und ein quantitatives wie qualitatives Zuwenig ist. 50 falsche Mark sind quantitativ mehr als 5 richtige, aber qualitativ weniger. Wer von seinen (wissentlich oder unwissentlich) kranken Leistungen noch so viel Rühmens macht, ist doch nur der betrogene Betrüger.

Diese Darlegungen gelten nicht nur für die Menschen, sondern auch für die Tiere, die Pflanzen und die anorganischen Individuen (es gibt auch in der anorganischen Welt abnorme Eigenschaften und Funktionen, z. B. abnorme Strukturen, beschädigte Kristalle, Kohle im Diamanten, abnormes Wetter usw., s. im 4. Bd. des Lehrbuchs der Psychobiologie § 4, 2). Immer ist das kranke Einzelwesen im ganzen krank. Für die Gemeinschaften trifft dies dagegen nicht zu. Ein Volk z. B. ist ein Organismus, aber nicht in der Form wie der Organismus „Einzelwesen". Im Falle einer Epidemie sind nicht alle Volksgenossen krank, im Gegenteil: die Mehrzahl ist immer gesund. Nicht alle leiden an Tuberkulose oder Gicht usw., wenn sie auch darunter leiden, daß es so viele Kranke gibt, und sich nach Kräften bemühen, dem Übel zu steuern (Sozialversicherung). Der Einzelne steht also zur Gesamtheit Volk nicht im gleichen Verhältnis wie die Zelle des Einzelwesens zu den übrigen Zellen des Organismus. Die Zelle des Einzelorganismus ist nicht in der Weise selbständig wie das Einzelwesen im Volksorganismus. Kurz: der Vergleich des „Zellenstaates Einzelwesen" und des „Volks-Staates" läßt sich korrekt nur bis zu Ähnlichkeitsgraden durchführen, die die Gleichheit nicht erreichen (auch hierüber im 4. Bd. des Lehrb. d. Psychobiol. § 12, 5).

Jedes gesunde und jedes kranke Reflexsystem hat seine spezifische Funktionsperiode, sie setzt sich aus der ansteigenden Strecke der Funktionsintensität bis zur Spitze und der absteigenden Strecke zusammen. Dies gilt auch für das organismische Ensemble von Reflexsystemen, für den

Organismus. So haben auch alle Krankheiten ihre (je spezifische) Periodik, ihren (je spezifischen) biologischen Ablauf. Sie kommen und gehen. Auch die Seuchen, die Volkskrankheiten. Periodisch wird im Volke eine gewisse Krankheit aus der Latenz manifest, wobei sich eben zeigt, daß viele Volksgenossen, die als gesund galten, latent krank, disponiert waren (ich erinnere an die Naziseuche). Nach spezifisch kurzer oder langer Dauer klingt die Epidemie — unter den Umständen der Therapie, die oft schmerzlicher ist als die Krankheit —, wieder ab und bleibt latent, bis sie — in jeweils veränderten Formen — wieder ansteigt. Dabei werden nicht mit einem Schlage alle disponierten Volksgenossen manifest krank („ergriffen"), sondern nacheinander in stetig zunehmender Zahl, gemäß der Funktionsperiode der analog kranken Reflexsysteme der Einzelwesen. „Ansteckung" ist nicht die Übertragung einer Krankheit auf den gesunden Organismus, sondern die zeiträumliche Abfolge des Manifestwerdens der kranken Reflexsysteme der Disponierten. Ohne Disposition — sie ist allemal ererbt — keine Krankheit. Die Ärzte als Diener am Volkswohle bemühen sich, die Krankheiten zu bekämpfen und ihren Ausbruch zu verhüten. Die Krankheiten, die Kranken ausrotten zu wollen, könnte nur der Wunschtraum eines Fanatikers sein, der sich für einen Gott hält.

## 2. Organische und funktionelle Krankheiten

Wir erleben und beschreiben Normales und Abnormales, Gesundes und Krankes, ein Drittes gibt es nicht. Das Kranke weicht eigenschaftlich und funktionell vom Gesunden ab — anders kann es nicht abweichen. Es gibt Krankes, dessen eigenschaftliche (einschließlich strukturelle) Abweichung von der Norm „grob" (weitgehend, auf- und sinnfällig) und so die Hauptsache ist; wir nennen sie „anatomisch" („stofflich"), bestimmen sie mit den klinisch-mechanischen (internistischen, chirurgischen) sowie anatomisch-histologischen Methoden und stellen hiernach die Diagnose, z. B. die progressive Paralyse, Geschwülste. Es gibt anderes Krankes, dessen eigenschaftliche Abweichung von der Norm „fein" (zart, unmerklich, unbeachtlich) und so nebensächlich ist und soweit hinter der funktionellen Abweichung zurücktritt, daß wir die Krankheit als „funktionelle" bezeichnen und mittels funktioneller (im wesentlichen explorativer) Methode die Diagnose stellen; hier fehlt also der anatomische Befund (im eigentlichen Sinne), z. B. Asthma nervosum, Herzneurose, Magenneurose auch mit Abschilferung von Epithelien, also „Magengeschwürskrankheit" usw. Jene Art Krankes wird gewöhnlich als „organisch-krank", diese als „funktionell-krank" bezeichnet. Es ist klar, daß mit einer anatomischen Abweichung immer auch funktionelle Abweichungen — und zwar je spezifische — verbunden sind, und ferner, daß ein gesundes Organ auch nicht krank funktionieren kann, also mit kranken Funktionen immer auch gewisse eigenschaftliche Veränderungen einhergehen, sie sind nur eben bei gewissen Krankheiten keine anatomischen. Der Herzneurotiker z. B. bietet keinen „organischen" Befund, sondern nur einen funktionellen Befund „am Organ", man sagt, er sei „organisch gesund".

Das sog. Organisch-Kranke, d. h. also das Anatomisch-Kranke ist hypertrophisches oder hypo-atrophisches bis nekrotisches Gewebe, ist Gewebswucherung oder -verödung, derart ein Zuviel-Zuwenig. Immer ist da auch die Funktion abnorm, man muß also das Funktionell-Kranke eigentlich als Reinfunktionell-Krankes bezeichnen, wobei die feine eigenschaftliche Veränderung unberücksichtigt bleibt und bleiben darf. Bei den reinen Funktionsstörungen ist das Suchen nach anatomischen Abweichungen an sich widersinnig, doch ist der Arzt bemüht, die Diagnose zu sichern. Viele reinfunktionelle Krankheiten kommen anatomischen Abweichungen nahe, z. B. gewisse „Geschwülste" (Pseudogeschwülste) wie Urticaria, Oedema fugax, Leberanschoppung u. a. lediglich auf Krampf beruhende Stauungen und Schwellungen, ferner gewisse Entzündungen, wie Fälle von Dermatitis, Herpes, Angina, Gastritis ohne oder mit Geschwürsbildung (s. o.) und Blutung, Appendicitis usw.; hierbei fehlen die echten Zellhyper- und -atrophien, wenn sich auch in den serösen Anschwellungen reichlich Lympho- und Leukozyten vorfinden und Abscheidung sterbender Zellen (z. B. bei der neurotischen Furunkulose mit Pseudoeiterung) stattfindet. Die mit den anatomischen Krankheiten verbundenen Funktionsstörungen sind allemal solche des kranken Organs (Organsystems), sie sind der eigenschaftlichen Veränderung des kranken Gewebes gemäß spezifiziert und hierin von den reinen Funktionsstörungen verschieden; die „Neurasthenie" als Prodomalstadium der progressiven Paralyse ist spezifisch anders wie die reine Neurasthenie usw. Es sind aber alle anatomischen Krankheiten mit „nervösen" Symptomen verbunden, also mit reinen Funktionsabweichungen von Reflexsystemen und ihren Gefügen; für die Diagnose sind diese Symptome von geringerer Bedeutung als jene. Die Unterschiede lassen sich nicht immer präzis beschreiben, sie sind Erlebnistatsachen und um so sicherer erkennbar, je größer die Erfahrung. Die sog. organischen Krankheiten sind nicht mit den reinfunktionellen Krankheiten „am Organ" zu verwechseln oder zu identifizieren; „Organneurosen" sind nicht „organische Krankheiten", sondern Krankheiten am Organ, d. h. solche reinfunktionelle Krankheiten, die sich auch in Form der Störung der Organfunktion manifestieren. „Funktionell krank" besagt nicht, daß die Eigenschaften des Kranken gesund wären, sondern nur, daß sie sich nicht als anatomisch-kranke vorfinden. Nach den funktionellen Abweichungen werden die Kranken dieser Art oft mit Eigenschaftswörtern wie übervorsichtig, vertrotzt, niedergeschlagen, hochfahrend usw. bezeichnet. Auch die reinfunktionellen Abweichungen sind — allerdings lediglich funktionelle — Hyper- oder Hypo-Atrophien, funktionelle Wucherung oder Verödung, Über- oder Untertreibung, derart Zuviel-Zuwenig; man spricht von Hyper- und Hypofunktion, Krampf und Lähmung.

Zur Klärung der Terminologie habe ich 1926 in der Ztschr. f. d. ges. Neur. u. Psych. Bd. 100 H. 4—5 vorgeschlagen, die anatomischen Krankheiten als Hadrosen (griech. hadros = grob, schwülstig), die reinfunktionellen Krankheiten als Leptosen (griech. leptos = zart, vgl. Leptomeninx, leptosom), das Anatomisch-Kranke als hadrotisch, das Reinfunktionell-Kranke als leptotisch zu bezeichnen. Die Neurosen, also die neurasthenischen und die hysterischen Krankheiten oder, wie ich sage, die Trophosen[1]) (die Neurosen im Ernährungs-Arbeitsgebiete) und die Genosen (die Neurosen im Liebesgebiete) sind sonach Leptosen, die sog. Psychosen sind entweder Hirnleptosen (z. B. Melancholie) oder begleiten Hirnhadrosen (z. B. progr. Paralyse), jene nenne ich Phrenosen (vgl. Schizophrenie usw.), diese Enkephalosen. Die echten Geschwülste und Entzündungen sind Hadrosen, doch gibt es auch leptotische Geschwülste und Entzündungen (s. o.). Der Stoffwechsel ist in allen Fällen gestört, man unterscheidet aber gewisse Krankheiten als Stoffwechselkrankheiten (Gicht, Rheuma, Rhachitis, Diabetes, Fettsucht usw.); diese sind in der Regel Hadrosen, es gibt aber auch neurotische, also leptotische Formen von Rheuma, Diabetes, Fettleibigkeit usw. Vergiftungen gehören zu Hadrosen (z. B. Bleivergiftung, Alkoholismus mit Leberzirrhose) oder sind Leptosen (z. B. Alkoholismus, Nikotinismus ohne anatomische Veränderungen). Parasitäre Krankheiten sind Hadrosen. Die Anomalien sind Hadrosen derart, daß lediglich koordinative Abweichungen (abnorme Gestaltungen, Mißbildungen) von Gewebsteilen oder Organen vorliegen (z. B. Hasenscharte, Gibbus), doch sind mit ihnen oft erhebliche Funktionsstörungen verbunden. Traumen liegen innerhalb der normalen Variationsbreite (Pubertätskämpfe mit Wunden, sofern sie per primam heilen) oder sind Hadrosen (z. B. Selbstverstümmelung, Selbstmord, Überfahrenwerden) oder Leptosen (z. B. Nervenschock).

Die Hadrosen sind von den Leptosen biologisch verschieden, beide Krankheitsgruppen sind bei aller Ähnlichkeit der Grenzfälle oder doch vieler Symptome durchaus getrennt, sind Krankheiten je sui generis.

---

[1]) Als „Trophosen" bezeichnet man bisher atrophische bis gangränöse Gewebsveränderungen, die sich an Angiospasmen und oder Neuroatrophien anschließen, in dieser Art als Ernährungsstörungen oder deren Folgen aufgefaßt werden, z. B. die Raynaudsche Krankheit, die Sklerodermie, die Spontangangrän, die Hemiatrophia facialis progressiva; es wäre besser, da von angiogenen und neurogenen Atrophien zu sprechen. Bei den Neurosen kommen niemals echte Atrophien vor. — Die anatomischen Nervenleiden (Neurohadrosen) sind Entzündungen und Hyper-Atrophien; jene heißen Neuritis, die Geschwülste Neurom (Neurosarkom, Neurogumma sive Neurosyphilom usw.), die Atrophien eben Neuroatrophie; das Wort „Neurose" sei, dem üblichen Sprachgebrauch gemäß, zur Bezeichnung der reinfunktionellen Nervenleiden reserviert. Neuralgien kommen bei Neuritiden wie Neurosen vor.

Die Funktionsstörungen, die mit den Hadrosen verbunden sind, nennen wir nicht leptotisch, aber sie ähneln den leptotischen mehr oder minder, besonders die nervösen Beschwerden, die die Hadrosen begleiten und die wir leptoid nennen. Die Unfähigkeit des Pneumonikers, sich aus dem Bett zu erheben, ist anders wie die des Neurotikers mit Astasie-Abasie, der Mißmut des Krebskranken ist anders wie der des Trauerneurotikers, der lanzinierende Schmerz des Tabikers ist anders wie der des Schmerzneurotikers mit Beinneuralgien. Aus einer Leptose kann niemals eine Hadrose werden, es kann sich aber an eine Leptose eine Hadrose anschließen, z. B. an die neurotische Verkrampfung einer Lungenspitze die echte Tuberkulose, an eine Trauerneurose ein Selbstmord; dann ist aber die Hadrose pathogenetisch eine Krankheit für sich, sie wird nach der Leptose manifest, nicht etwa durch sie, beide Krankheiten sind kombiniert, verursachen sich aber nicht gegenseitig. Eine Hadrose kann auch mit einem Vorstadium beginnen, das einer Leptose ganz ähnlich — und doch etwas anderes ist. In Grenzfällen ist die Differentialdiagnose oft schwierig; zur Klärung ist eine eingehende (auch erbbiologische) Anamnese unerläßlich.

Die Leptose führt niemals zum Tode. Der Tod an (nicht: durch) Krankheit, das kranke Sterben ist allemal Hadrose, letztes Stadium einer anatomischen Krankheit, der lokale Tod ist das Sterben von Körperteilen (Partialtod, Nekrose). Ein Mensch, der neurotisch hungert, verhungert niemals; die kranken Funktionen laufen in der an- und absteigenden Intensitätskurve ab, und nach dem Ablauf ißt der Mensch wieder, der eine nicht viel, aber so viel wie zur Erhaltung des Körpers nötig, der andere gerät aus der Hunger- in eine Freßperiode usw. Wer aber verhungert, ist hadrotisch krank; seine Hungersymptome waren schon immer etwas anders wie beim Hungerneurotiker, sozusagen mehr ernstgemeint, schwerwiegender, schon nuanciert nach einer anatomischen Grundlage hin, die sich beim Hungertode akut zur Manifestanz entwickelt. Der Magenneurotiker stirbt nicht an seiner Neurose; er kann aber Beschwerden haben, die denen eines Magenkrebses ähneln, zu seinen Symptomen kann die Angst, einen Magenkrebs zu haben, gehören, es kann sich aber aus der Magenneurose oder durch sie kein Krebs entwickeln, und wer nach allerhand „nervösen" Beschwerden einen Magenkrebs „bekommt", hat ihn schon immer gehabt, nur war er latent und hat sich nun seiner Spezifität gemäß aus der Latenz zur Manifestanz, zur Geschwulst entwickelt, und nun stirbt der Kranke „an" Krebs, nicht aber „durch" den Krebs.

Der Tod an Hadrose ist immer kranker Tod. Natürlich ist der Tod nicht immer krank, es gibt auch den gesunden Tod, er ist häufiger als der kranke. Ständig sterben Zellen im Organismus, und nach Ablauf seiner Lebenskurve zerfällt der gesunde Organismus in normaler Weise. Das Vergehen und Sterben (die Auflösung) ist die eine Art der Lebensprozesse, das Werden die andere.

Das Kranke ist zwar lokalisiert und zwar an einem Orte oder an mehreren oder vielen Orten. Eine Geschwulst kann sich an einem Organ, aber auch an mehreren Organen (Metastasen) vorfinden, d. h. an diesen nacheinander manifest werden (ein Zeichen, daß Geschwulstzellen, die sich einzeln morphologisch vom gesunden noch nicht sicher unterscheiden lassen, über mehrere Organe verstreut sein können), und noch mehr disseminiert sind die kranken Zellen bei Allgemeinerkrankungen, z. B. den mikrobiellen Krankheiten. Aber ein Tumor, mag er noch so gut abgekapselt sein, ist doch integrierender Bestandteil des Gesamtorganismus, er ist Herd, Zentrale der Krankheit, mit dem Herd ist der „übrige" Körper zur organismischen Einheit verbunden, und so werden auch die Funktionsstörungen als Begleitsymptome verständlich. Es ist nicht so, daß der Krebskranke abgesehen von seinem Krebs gesund sei, sondern der ganze Organismus ist „krebsig", und es ist richtig, von „krebsiger Diathese" zu sprechen; dabei sind nicht etwa alle Zellen in der Art wie die Tumorzellen krank, sondern als zu einem krebsigen Organismus gehörig spezifisch, in dieser Art latent-krank bis fast gesund. Dies gilt auch für die Säfte: auch sie sind an der Krankheit beteiligt, und der Streit: „Hie Humoral-, hie Zellularpathologie" wird somit gegenstandslos.

Dieser ganzheitliche Zusammenhang trifft für jede Krankheit zu, auch für Leptosen. Ein Asthmatiker hat nicht bloß Bronchialkrampf, Atemangst usw. und ist im übrigen gesund, sondern er ist im ganzen krank und zwar derart, daß der Herd das Atmungssystem ist, die übrigen Organsysteme nur in einem geringeren, z. T. nur bei weitest durchgeführter Analyse erkennbarem Grade beteiligt sind; man muß also die übrigen Teile des Organismus als mehr oder minder krankhaft bis fastgesund, darf sie als „gesund" nur in der Alltagssprache (auch der ärztlichen) bezeichnen. Jede Eigenschaft und Funktion des Asthmatikers (usw.), der Charakter, das Temperament, die Weltanschauung ist asthmatisch, steht im Zeichen des Asthmas, freilich sind diese Eigentümlichkeiten z. T. nur mittels der psychobiologischen Analyse, der feinsten Untersuchungsmethode, die es gibt, festzustellen.

## 3. Die Entstehung der Krankheit (Erblichkeit, Disposition, Manifestanz)

### A. Die Erblichkeit

Im 1. Kapitel habe ich über die Entwicklungsgeschichte der Weltanschauung kurz berichtet. Sie stimmt zur Entwicklungsgeschichte der Hirnrinde als des Organs des Bewußtseins. Die chaotische Weltanschauung des Kleinkindes geht im 2., 3. Lebensjahr in die animistisch-magische Weltanschauung, die all-eine in die primitiv-individuierte, in die beginnende Ich: Du-Welt über; Ich und Du sind da noch gespenstisch, und so setzt die dämonistische Deutung in ihrer primitiven Form, also die Zerlegung des Physischen in das Physische und das „Dahinter", das Metaphysische ein.

Aus der magischen entwickelt sich (gemäß der zunehmenden Differenzierung der Hirnrinde) die mythische, aus dieser um die Pubertätszeit die mystische, aus dieser die humanische Weltanschauung mit den Hochstufen des psychologisch-kausalen Denkens. Diese Differenzierung habe ich als Verdünnung des Dämonismus bezeichnet; das psychologisch-kausale Deuten ist also der letzte Grad der Verdünnung des Dämonismus, also noch dämonistisch. Nun schließt sich die realische, psychobiologische Weltanschauung an, in der die genannten Entwicklungsstufen als fiktional erkannt werden, somit nur noch historisches Interesse bieten.

Im dämonistischen Denken wird natürlich auch die Krankheit dämonistisch aufgefaßt. Im primitiven Denken, also im rohen Dämonismus gilt die Krankheit als Dämon, der den gesunden Menschen (usw.) anfällt, befällt, krank macht, besessen hält, ängstigt, quält, peinigt, in und mit ihm sein Wesen oder Unwesen treibt, ihn auch wieder verlassen, mit Zaubersprüchen und -mitteln exorziert werden oder ihn töten kann (morbus—mors). Dies trifft für die Ontogenese wie die Phylogenese zu. Der differenziertere Mensch hat zwar den rohen Zauberglauben verlassen, aber er ist auch in unserem Zeitalter hoher Kultur noch Dämonist, und das Dämonische ist prinzipiell „Allmacht" oder hat „übernatürliche Macht". In diesem Sinne ist auch der gebildete Zeitgenosse, der „nicht mehr an die Seele glaubt", aber doch noch mit der Seele, dem Seelischen operiert, also das Leib-Seele-Problem nicht gelöst (sondern nur durchgestrichen) hat, in verdünntem Grade zaubergläubig, ob er es weiß und zugibt oder nicht. So sind die Psychologen und Psychotherapeuten, mögen sie „Oberflächen-" oder „Tiefenpsychologie" betreiben, mögen sie eine gestaltete Seele, einen anthropomorphen Geist im Menschen oder „nur" seelisch-geistige Kräfte, vitalistische Energien und Entelechien usw. annehmen, allesamt Metaphysiker. Sie meinen also, auch die Seele könne erkranken, den Leib krank machen usw., und fragen nach Ursachen und Wirkungen, ohne sich darüber klar zu werden, daß sie sich im Reiche der Fiktionen, also der unbeschränkten und unkontrollierbaren Deutemöglichkeiten bewegen. Im übrigen sieht man in „Reizen" und „Faktoren" von vielerlei Art die Ursachen für die Erkrankung des gesunden Menschen, ohne das Geheimnis dieser Ursächlichkeit in den Ursachen und ihren Wirkungen auf die Zelle, die Säfte lüften zu können. Zu den inneren Faktoren gehört auch die Disposition, doch ist und bleibt trotz aller Bemühungen die Frage nach dem Wesen der Disposition ebenso unbeantwortet wie die Frage nach dem Wesen der Erblichkeit, so lange man im psychologisch-kausalen Denken verharrt. Im realischen Denken stellt sich der Sachverhalt folgendermaßen heraus.

Mit der Amphimixis, der Vereinigung von Samen- und Eizelle, der Gründung der Keimzelle ist der Mensch „fix und fertig", d. h. alle seine Entwicklungsstadien sind lediglich Aufteilungen der Keimzelle und ihrer Tochterzellen, also in jeder Einzelheit wie insgesamt erbdeterminiert.

Wie die Samenzelle das biologische Symbol[1]) des Vaters ist, so die Eizelle das der Mutter, also ist die Keimzelle und das sich aus ihr entfaltende Individuum das biologische Symbol der Eltern, ihre Verschmelzung zur biologischen Einheit, demnach über die Eltern auch das biologische Symbol der Voreltern, aller Vorfahren und über die Kinder das biologische Symbol aller Nachfahren. Der Mensch ist nicht das Produkt seiner Umgebung, sondern seiner Eltern; er ist Erbe, sonst nichts. Alle Eigenschaften und Funktionen jeglicher Entwicklungsstufe, das gesamte „Schicksal" des Menschen, worunter wir die stetige Reihe seiner Entwicklungsschritte mit den jeweiligen Erlebnissen und Beschreibnissen verstehen, sind ererbt. Erworbene Eigenschaften und Funktionen derart, daß sie zu den erbüberkommenen hinzuträten (wie sollte das möglich sein?), gibt es nicht. Der Phänotypus ist der differenzierte Genotypus. Man könnte als „erworben" die Eigenschaften und Funktionen bezeichnen, die sich bei der Geburt des Kindes noch nicht zeigen, aber alle Eigenschaften und Funktionen sind ja Explikationen des Primitiv-Implikaten, somit allesamt ererbt, und eine solche Definition von „erworben" wäre hinfällig. Oder man könnte als „erworben" diejenigen Eigenschaften und Funktionen der Nachkommen bezeichnen, die sich bei den Eltern „merklich" nicht vorfinden, z. B. die bei Unfall „erworbene" Einbeinigkeit; indes kann ein solcher Unfall auch nicht wie ein deus ex machina auftreten, sondern nur im Entwicklungsgange des Individuums als eines in allen Einzelheiten erbdeterminierten Wesens, das freilich gewiß väterliche oder mütterliche oder voreltesliche Eigenschaften und Funktionen latent (rezessiv), andere manifest (dominant) haben kann. Ein Unfall ist ein krisisches Ereignis; bei der genauen Durchforschung der Vorgeschichte des Verletzten (wobei man sich nicht mit der Frage „schon mal krank gewesen?" und der Antwort „nein" begnügen darf!) wird man allemal auf Vorstufen der manifesten Krise stoßen, z. B. das verletzte Bein war schon immer „locus minoris resistentiae" in Form von Schwäche oder Pseudostärke (Krampf), relativ häufigem Fallen, Aufschlagen usw., zu Verletzungen disponiert.

Alle Krankheit ist ererbt. Ein gesunder Mann heiratet nur eine gesunde Frau (rein biologisch, instinktiv,nicht „berechnet" und „berechnend", er braucht dazu kein Gesundheitsattest). Krank heiratet Krank — ein Naturgesetz wie: Gesund heiratet Gesund. Gesunde Eltern haben gesunde Kinder. Kranke Eltern haben kranke Kinder; Kranke stammen

[1]) „Symbol" von griech. symballein = zusammenballen, zur Homogenität verschmelzen. Symbol ist also nicht svw. Ersatz, Surrogat. Kochsalz ist das biologische Symbol von einem Atom Natrium und einem Atom Chlor; Natrium ist ein giftiges Metall, Chlor ein giftiges Gas, beide vereinigen sich zu weißen Kristallen, die wir zur Nahrung benötigen, und diese Vereinigung ist nur biologisch zu verstehen, Natrium und Chlor sind Entstand-, nicht Bestandteile des Kochsalzes. Über chemische Verbindung s. Lehrb. d. Psychobiologie, 2. Bd. § 32, über Symbol 1. Bd. § 2, § 5 usw.

immer von Kranken ab. Die Keimzelle ist das biologische Symbol der Eltern usw. auch quoad Krankheit, wiederum in der Art der Latenz (Rezessivität) und Manifestanz (Dominanz), in der Art auch der biologischen Veränderungen, die eine Familie, Sippe usw. im Ablaufe der Ahnenreihe durchlebt. So kann eine Hadrose als analoge Neurose weitererben und umgekehrt. Eine Mutter ist am Darmkrebs gestorben, Vater war ein „heiklicher Esser", die Tochter leidet an neurotischen Durchfällen, der Sohn an Verstopfung. Ein ärztlicher Bericht wie: „Vater normaler Zyklothymiker; Mutter psychisch gesund, blutarm, unterleibsleidend. Eine verheiratete Tochter heiteres Temperament, nach der ersten Geburt Depression, in späteren Jahren vielfach manisch-depressive Phasen, die meistens mit Geburten zusammenfallen. Vor der Heirat unregelmäßige Menses und Bleichsucht. Keine erbliche Belastung . . ." ist ein Musterbeispiel der Unklarheit in der Krankheitsauffassung. Erbzusammenhänge sind bei jeder Krankheit vorzufinden, man muß nur genau forschen, auch die Großeltern usw., auch Anverwandte einbeziehen. Nichts geht verloren, auch nicht die Krankheit, sie kann sich aber erbspezifisch wandeln, zumal die Familie bei der Versippung stetige Änderungen in ihrem spezifischen Erbgange erfährt. Auch die Heilungsmöglichkeit ist ererbt.

Die ganze Keimzelle, nicht bloß der Kern mit seinen Chromosomen ist Erbmasse, Erbanlage. Die Erblichkeit ist nicht mechanistisch-partikularistisch, sondern biologisch-totalistisch zu begreifen. Die spezifischen Eigenschaften und Funktionen der Eltern werden nicht als solche, als Separata, als „diskrete korpuskuläre Anlagen" usw. „übertragen", sind nicht als solche Separata („Gene" usw.) in der Samen- bzw. Eizelle oder in der Keimzelle vorhanden, sie sind auch nicht an einzelne Teile der Zellen „gebunden". Gewiß finden sich im Kern morphologische Merkmale vor, aber sie sind eben Eigentümlichkeiten der ganzen Zelle, nicht „Träger" oder gar „Ursachen" erbbiologischer Tatbestände, nicht „Erbfaktoren". Es soll z. B. das Geschlecht des Kindes von den „Geschlechtschromosomen" der Keimlinge oder der Keimzelle „bestimmt" werden, — so als ob die Zelle „im übrigen" neutral sei; realiter ist die Keimzelle als Ganzes entweder ein Knabe oder ein Mädchen (Lehrbuch d. Psychobiol. 4. Bd. § 3, 4). Nach gewissen experimentellen Eingriffen wie z. B. Bestrahlungen der Keimzelle von Tieren hat man gewisse Veränderungen im Zellkern, in der Anordnung usw. der Chromosomen und demzufolge gewisse kranke Entwicklungsformen der Individuen beobachtet, so daß sich bei hinreichender Erfahrung aus einer gewissen Chromosomenänderung die künftige Krankheit voraussagen läßt. Aber z. B. Krebszellen sind als einzelne morphologisch auch quoad Chromosomen von gesunden Zellen nicht zu unterscheiden! Die Krankheit ist eben nicht an die Chromosomen „gebunden", sondern die ganze Zelle ist latent oder manifest krank. Es ist auch ausgeschlossen, daß eine experimentelle Veränderung des Zellkernes isoliert wäre, also die übrigen Zellsubstanzen nicht mitbeträfe. Und Experimente sind — Experimente, sie sind gewiß interessant, aber sie führen eben nur zu experimentellen Ergebnissen, und ihre Verallgemeinerung darf, wenn überhaupt, nur mit großer Vorsicht geschehen.

## B. Die Disposition

Die Keimzelle ist „implikat", d. h. noch unentfaltet, sie besteht aus ihren Substanzen, sie ist konstituiert. Sie ist entweder gesund oder latent- oder manifest-krank. Das Latentkranksein, die Latenz der Krankheit, die latente Krankheit ist die Disposition. Die Disposition kann man der Keimzelle nicht ansehen; daß sie latent-krank, also disponiert ist, erweist sich an der Tatsache, daß der zellenstaatliche Organismus, der sich aus ihr entfaltet, expliziert, manifest krank wird. Die Disposition ist spezifisch als Anlage zu bestimmter manifester Krankheit. Disposition besteht so lange, bis die Krankheit in die Manifestanz übergeht; es handelt sich da um einen rein biologischen Entwicklungsprozeß. Ist schon die Keimzelle manifest krank, so sind schon die Keimlinge, aus denen sie entsteht, latent- oder manifest-krank, und zwar beide Keimlinge: es ist ausgeschlossen, daß sich Gesundes mit Krankem paart. Die Eltern wie ihre Keimlinge sind als „Partner" allemal „paßrecht"; Partner, die nicht zueinander passen (auch im Sinne und in der Art der Krankheit), gibt es nicht, wie die Erfahrung, ausgeweitet und vertieft mittels der psychobiologischen Diagnostik, ausnahmslos bestätigt.

Die Disposition ist also kein geheimnisvolles Wesen in der Zelle oder im Zellstaate Organismus, kein „Faktor", der in der Zelle usw. wirksam wäre, kein „Reiz", der als oder wie eine dämonische Macht in der gesunden Zelle usw. lebe und webe und sie schließlich in eine kranke verwandle, auch kein „Faktor", der mit Ursächlichkeit geladen, von außen auf die gesunde Zelle krankmachend einwirke, sondern Disposition ist latente Krankheit. Die Keimzelle als Ganzes ist disponiert, die Disposition ist also ererbt, sie kann niemals einer gesunden Keimzelle zugefügt werden. Werden also Keimzellen von Tieren bestrahlt usw., so sind sie Zellen von Laboratoriumstieren, die allemal (ebenfalls dispositionsgemäß) ein abnormes Leben führen und nicht mit den in Freiheit, in ihrer natürlichen Umgebung lebenden Tieren zu verwechseln sind. Aus der disponierten Keimzelle entwickelt sich der zellenstaatliche Organismus, dessen Zellen (Reflexsysteme) disponiert sind, manifest zu erkranken oder krankhaft bis fastgesund zu bleiben. Indem die manifest-kranken Zellen (Reflexsysteme) das Krankheitsgeschehen am sinnfälligsten präsentieren, spricht man ihnen die Disposition im engeren zu, doch liegt diese allemal im Rahmen der Allgemeindisposition des Organismus, so zu erkranken, wie er erkrankt. Und erbüberkommen ist auch der Krankheitsverlauf; auch zur Art der Therapie und zu ihrem Ausgange ist der Kranke disponiert.

## C. Die Manifestanz

Die Keimzelle teilt sich als Ganzes, und alle Tochterzellen teilen sich als Ganze. Es ist also nicht so, daß sich aus einzelnen Substanzen der Keimzelle die Zellen bilden, die sich weiterhin zu den einzelnen Organen zusammenschließen, daß also die einzelnen Organe in der Keimzelle als bestimmte Substanzen oder gar en miniature „präformiert" oder „präsumiert" wären, eine durchaus mechanistische und unbiologische Annahme. Auch die Chromosomen teilen sich in ihrer Gesamtheit, nicht aber entwickeln sich aus einzelnen Chromosomen oder Chromomeren bestimmte Organe, z. B. aus dem X-Chromosom das Genitale oder die Geschlechtlichkeit des Individuums. Ebensowenig ist ein krankes Chromosom die Ursache der späteren Krankheit des Organismus. Die von Morgan bei Drosophila gefundenen lokalisierten Gene machen nicht die Mutationen, sondern sind schon mutierte Substanzen und zwar Merkmale der Gesamtbeschaffenheit der mutierten Zelle. Unter den Mutationen der Drosophila kommen zwei Geschwulstarten vor, eine bös- und eine gutartige; für die erstere soll die Erbanlage im X-Chromosom (nur männliche Larven erkranken), für die letztere im 3. Chromosom (nicht geschlechtsgebunden) „sitzen". Aber die Tatbestände rechtfertigen nicht die Deutung, „daß die Entstehung von Geschwülsten durch ein einziges Gen, eine einzige Erbanlage ursächlich bestimmt sein kann" (Fischer-Wasels). Sie beweisen nur, daß schon die Keimzelle des später manifest erkrankenden Individuums spezifische Merkmale hat, aus deren regel- oder gesetzmäßigem Vorkommen die Diagnose und Prognose gestellt werden kann und die somit eigentlich schon symptomatisch sind.

Die Teilung der Keimzelle ist eine Differenzierung, also Herausbildung von zweien, von Verschiedenem, Differentem. Es sondern sich die Stoffe der Keimzelle in biologischer Äquivalenz zu den beiden Tochterzellen, wie schon an der Kernteilungsfigur ersichtlich. Nun nehmen die beiden Zellen trophische und genische Stoffe aus der Umgebung auf, und wieder setzt mit Erreichen der spezifischen Wachstumsgrenze die Teilung ein, bei der die Differenzierung unter steter Erhöhung des biologischen Niveaus fortschreitet. So explizieren (mehren-erhöhen) sich die Eigenschaften und Funktionen, entfernen sich in der Ähnlichkeit immer mehr voneinander, ohne den Rahmen der Spezifität zu verlassen. Die Zellen sondern sich zu den differenten Organisationen der Keimblätter, dann zu den einzelnen Organsystemen und Organen, grundsätzlich zu den Reflexsystemen. All dieses Geschehen — wie das Geschehen überhaupt — ist rein biologisch, „autogen", zeiträumlich, es erübrigt sich, die Ursächlichkeit als geheimnisvoll wirkendes Prinzip, als Potenz, Faktor usw. in die Vorgänge hineinzudeuten, diese Deutung bringt uns keinerlei Einsicht, sie hat keinerlei Erkenntniswert. Über das Geschehen hinaus können wir nichts erkennen. Damit ist kein Verzicht ausgesprochen; das fingierte Metaphysische existiert realiter gar nicht, und auf Nichts kann man nicht verzichten.

Im Wege der fortschreitenden Differenzierung expliziert sich auch die Disposition, auch die latent-kranke Keimzelle teilt sich in ihrer spezifischen, also krankheitsspezifischen Art und Weise, und hierzu gehört auch die Sonderung gewisser Zellen, gewisser Reflexsysteme derart, daß sie gemäß ihrer Spezifität auf einer gewissen Differenzierungsstufe stehen bleiben, während die andern sich höherdifferenzieren. Jene Reflexsysteme bleiben also zurück und entwickeln sich künftig anatomisch oder rein funktionell nur noch in die Breite (Wucherung); die übrigen Reflexsysteme entwickeln sich künftig weiter in die Höhe, d. h. ihr biologisches Niveau erhöht sich weiterhin. Jene sind die zunächst auch noch latent-, dann bei hinreichender Entwicklung manifest-kranken Reflexsysteme, die übrigen sind die krankhaften bis fastgesunden Reflexsysteme. Auch hierbei ist kein Arcanum am Zauberwerke, auch die kranke Differenzierung geschieht rein biologisch, der Spezifität der einzelnen Reflexsysteme und ihres Gesamt, des Organismus gemäß. Dies gilt auch für die nachgeburtliche Entwicklung des Individuums.

Jedes Individuum lebt in einer, in seiner Umgebung. „Umstände" sind immer vorhanden, das Individuum schwebt nicht im Nichts. Aber die Umstände sind nicht Ursachen, z. B. der Erkrankung, noch dazu der Erkrankung eines Gesunden, auch nicht Ursachen der Disposition oder ihrer Entwicklung zur Manifestanz. Der Neurotiker z. B. wird nicht durch äußere Vorgänge neurotisch, sondern seine Neurose entwickelt sich aus der Latenz rein biologisch in die Manifestanz, er erlebt die Umstände (Umgebung, Umwelt) in seiner spezifischen, eben neurotischen Art, sie sind ja seine Erlebnisse, Aktualitäten seiner Denkzellen, die also schon funktionell-krank sind. Die mikrobiellen Krankheiten werden nicht durch Mikrobien verursacht, sondern bei gewissen Krankheiten, die sich wie alle andern aus der Latenz entwickelt haben, finden sich u. a. die je spezifischen Mikrobien vor, die sich auf disponiertem Gewebe ansiedeln oder aus zerfallendem Gewebe bilden (vgl. Viren). Die Krankheit entwickelt sich auch nicht „durch Innenfaktoren", z. B. der Krebs „durch" Wuchs- oder Wirkstoffe: solche Stoffe sind doch selber Bestandteile der Zelle, sie können doch nicht „auf sie" wirken, sie können nur als biologische Katalysatoren gelten, bei deren Anwesenheit sich die Wachstumsprozesse vollziehen. Wir studieren die inneren und äußeren Umstände, unter denen sich eine Krankheit aus der Latenz, der Disposition in die Manifestanz entwickelt, und wir studieren diese Entwicklung selbst, aber die metaphysische Ursächlichkeit wird in die biologischen Zusammenhänge nur hineinfingiert. Es gibt realiter auch keine Psychogenie der Krankheiten, weder der funktionellen nach der anatomischen, wohl aber eine Neurogenie gewisser Krankheiten und Krankheitsfälle. Die Fiktion entfällt, sobald sie als solche, als „Als-ob" erkannt wird, und ihr Wegfall ändert nichts am Geschehen. Alle Forschung vollzieht sich am und im Physischen.

## 4. Krankheit als Infantilismus

Unter Infantilismus verstehe ich das Zurückgebliebensein von Reflexsystemen (Persönlichkeitsanteilen) auf infantiler Entwicklungsstufe in einem Organismus, dessen übrige Reflexsysteme (RSe) sich höherentwickelt haben. Mit infantil wird hier die embryonal-fötale Periode mitgemeint, Infantilismus begreift also den Embryonalismus, das Zurückgebliebensein von Zellen, RSen auf embryonal-fötaler Entwicklungsstufe in sich. Die zurückgebliebenen RSe haben sich während des Heranwachsens, des Älterwerdens des Organismus auch verändert, sie sind „ausgealtert", immer so alt wie der Gesamtorganismus, aber nicht über den infantilen Entwicklungsraum hinausgediehen; sie sind also nicht „infantil" als „echt-kindlich", sondern „infantilistisch", „kindartig". Sie sind die im eigentlichen Sinne kranken RSe. Beim kranken Kinde sind die kranken RSe auch schon infantilistisch im Sinne von „hinter der jeweiligen Entwicklungsstufe zurückgeblieben". Schon die Keimzelle und der Embryo können manifest-kranksein (z. B. vorzeitiger Tod, Embryom usw.); dann sind die kranken Anteile auf zeitlich wenig entfernter Vorstufe verblieben, sind embryonalistisch.

Die kranken RSe entwickeln sich nicht über die Pubertätsschwelle hinaus — im Unterschiede von den „gesunden", genau: fastgesunden RSen, die höhere Entwicklungsstufen erreichen. Jeder Kranke hat also infantilistische RSe außer seinen höherentwickelten. Im Rahmen der abnormalen Variationsbreite ist der Grad der Normferne umgekehrt gleich dem Grade der Differenzierung. Die Entwicklung derjenigen RSe, die den Krankheitsherd bilden, geht in der Hauptsache nicht über die frühkindlichen Stufen hinaus. Die Krankheit erweist sich natürlich erst an der Manifestanz. Ein Organismus, der die Pubertätsschwelle ohne manifeste Symptome überschritten hat, ist frei von zurückgebliebenen RSen, ist gesund, kann nicht krank werden. Jede Disposition wird im Ablaufe der Kindheit mehr oder minder merklich manifest; wer z. B. mit 17 Jahren an Lungentuberkulose erkrankt, hat schon in der Kindheit gewisse vorbereitende Symptome gehabt, die vielleicht von ihm, den Angehörigen usw. unbeachtet geblieben sind. Wer mit 50 Jahren an Magenkrebs erkrankt, hat ihn „schon immer gehabt", d. h. bei hinreichend genauer Erhebung der Anamnese stößt man auf gewisse Eigentümlichkeiten der Magenfunktion im Sinne einer oft nur angedeuteten Art der Abstinenz oder des Abusus in der Nahrungsaufnahme usw. schon im frühen Kindesalter; diese ließen die Prognose „Magenkrebs" noch nicht zu, waren aber doch eben vorhanden. Die RSe des Kranken, die sich über die Pubertätsschwelle hinaus differenzieren, können nicht manifest erkranken, sind aber als zu einem kranken Organismus gehörig, mehr oder minder krankheitlich nuanciert. Die kranken RSe als Herd stehen mehr oder minder scharf abgegrenzt mit den weniger-kranken und diese mit den gesünderen und den fastgesunden RSen in organismisch-einheitlicher Verbindung; alle Zellen des Organismus stammen ja von der Keimzelle ab. Alle RSe des Organismus sind ständig in mehr oder minder intensiver Funktion, die kranken RSe sind also auch während ihrer unaktuellen Funktionsgrade am Funktionsgesamt beteiligt, und so ist auch jede Einzelfunktion, die nicht im kranken Gebiet liegt, mehr oder minder krankheitlich nuanciert, am geringsten die fastgesunden RSe.

Beim Heranwachsen des Individuums entwickeln sich die kranken Zellen und RSe anatomisch oder reinfunktionell, also hadrotisch oder leptotisch nur noch in die Breite, hypertrophieren oder wuchern, während sich die übrigen in die Höhe entwickeln. Wir unterscheiden also die horizontale Entwicklung von der vertikalen, letztere ist die Differenzierung, d. h. die Herausbildung von Unter- und Verschiedenheiten mit Erhöhung des biologischen Niveaus. Hypertrophie ist Auswuchs, nicht Aufwuchs. Ist die Krankheit einmal manifest geworden, so wird sie niemals wieder ganz latent, sondern nur mehr oder minder weitgehend latent, gewisse wenn auch geringe Symptome, auch solche, die dem Kranken nicht bewußt werden, bleiben erhalten. Ist das Manifestwerden die Zunahme der In- und Extensität der kranken Vorgänge, so ist das Latentwerden ihr Absinken. Jede Krankheit hat ihre Periodik. Indem also gewisse Zellen, RSe ihrer spezifischen biologischen (pathobiologischen) Beschaffenheit gemäß (nicht „auf Grund von ursächlichen Einwirkungen") auf einer frühen Entwicklungsstufe verbleiben, bildet sich nach und nach eine Entwicklungsdifferenz, eine genetische Schichtung der RSe, des Organismus, der Persönlichkeit heraus, und sie wird um so beträchtlicher, je mehr das Individuum heranwächst. Die Entwicklungsfront des Gesunden ist einheitlich mit normaler Variationsbreite, ist harmonisch, die des Kranken ist unregelmäßig, zerklüftet, disharmonisch, reicht in Abstufungen, Schichten von der jeweiligen Gegenwart bis zur frühesten Kindheit.

Die Keimzelle teilt sich, und die Tochterzellen teilen sich wiederum usf. Die Zellen haben ferner ihren Stoffwechsel, bestehend aus Aufnahme, Verarbeitung und Abgabe. Endlich sterben auch Zellen. Wir haben also die generative, die metabolische und die letale Zellteilung zu unterscheiden. Die Zellen erreichen ein Alter, in dem sie sich nicht mehr generativ teilen, sondern rein stoffwechselmäßig weiterleben, bis sie sterben; gewisse solcher Zellen erreichen aber während ihrer generativen Sterilität ihre höheren und höchsten Differenzierungsgrade, so die Hirnrindenzellen; sie sind wahrscheinlich schon bei der Geburt alle angelegt und wachsen nur zu reifen Gebilden (mit Mehrung und Festigung der Assoziationen) aus, die sich nicht mehr teilen, sondern bis zu ihrer Auflösung spezifisch — die Denkzellen in der Art der Entstehung des Bewußtseins — funktionieren, also gesund und dabei generativ steril sind. So können auch gesunde Eltern kinderlos bleiben (aussterbende Familien); gesunde Eltern haben also nur regelmäßig Kinder. Das Altern und Sterben ist an sich natürlich keine Krankheit.

Nur junge Zellen können sich generativ teilen, also, falls sie krank sind, wuchern. Wo generative Zellteilung, da gesunde oder kranke Zelljugend. Auf infantiler Entwicklungsstufe verblieben, also in dieser Art jung sind diejenigen Zellen. die ihrer Spezifität gemäß über die normale Zeit hinaus, oft jahrzehntelang im Organismus leben, bevor sie anfangen, sich (hypertroph) zu teilen (Geschwulst-, Entzündungszellen). Dies gilt für hadrotische wie für leptotische Zellen; teilen sich jene generativ, so entstehen die echten Geschwülste sowie die entzündlichen Proliferationen, dagegen entstehen bei den Teilungen der leptotischen Zellen niemals echte Geschwülste und Entzündungen, die funktionelle Hypertrophie führt nur zu spastischen Stauungen und Schwellungen (Pseudogeschwülsten, -entzündungen usw., die oft mit echten verwechselt werden). Leptotische Zellen, RSe können sich unter gewissen Umständen, nämlich bei der Erkenntnistherapie (der psychobiologischen Methode der Neurosentherapie) zu höheren Differenzierungsgraden nachentwickeln, die Entwicklungsdifferenz kann sich also weitgehend oder so gut wie ganz ausgleichen, die Funktionsstörung sich normalisieren. Bei hadrotischen Zellen ist dies niemals der Fall, da kann die Krankheit nur mehr oder minder weitgehend wieder latent werden — bis zur nächsten Manifestanz im Ablaufe der Krankheitswellen (die man dämonistisch „Anfälle" nennt). Die Mehrung kranker Zellen geschieht — wie alle andern Vorgänge — rein biologisch („autogen") und zwar sowohl derart, daß sich manifest-kranke Zellen teilen, wie auch derart, daß sich bei den Teilungen latent-kranker Zellen mehr und mehr kranke Zellen bilden.

Die infantilistischen Zellen sind im Verhältnis zu den übrigen Zellen des Organismus **entwicklungsbiologisch inäqual**. Mit **entwicklungsbiologischer Äqualität** bezeichne ich die im Rahmen der normalen Variationsbreite gleichmäßige Entwicklungsfront der Zellen eines Organismus. So sind gewisse Zellen und Zellsysteme erst in einem relativ späten Lebensalter generativ teilungsfertig, z. B. die samen- und eibildenden Zellen; diese sind aber nicht etwa zurückgeblieben, also krank, ihre Teilungen sind nicht etwa pathologische Vorgänge, sondern diese Zellen sind äqual, ihre biologische Beschaffenheit ist weder infantil noch infantilistisch, sondern hat in den etwa 14 Jahren, die diese Zellen bis zur zeugerischen Reife brauchten, mit der entwicklungsbiologischen Veränderung des übrigen Organismus gleichen Schritt gehalten (wie gegenüber Weismanns „ewiger Keimbahn" usw. zu betonen), diese Zellen sind nur eben ihrer Spezifität gemäß normaliter später zeugungsreif als andere, sie sind jung im Verhältnis zu den nicht mehr generativ teilungsfähigen Zellen, also jünger als diese innerhalb der normalen Variationsbreite der jeweiligen Entwicklungsfront. Latent- oder manifest-kranke Zellen erreichen, falls überhaupt, die generative Teilungsreife in abnormer Zeit.

Es gibt also folgende Arten junger Zellen:

a) solche, die zusammen den jungen Organismus bilden. Embryo-Foet ist junges Gewebe, aber keine „Geschwulst", er wächst, indem die generativen Zellteilungen sehr rasch (ähnlich wie bei den Geschwülsten) erfolgen, normal heran, seine Zellen sind äqual sowohl unter sich wie im Verhältnis zur Mutter in jedem Stadium der Gestation, der Foet lebt von der Mutter, ist aber kein Parasit. Das geborene Kind besteht auch aus jungem Gewebe, die generative Teilungsgeschwindigkeit wird nach und nach geringer, die Zellen sind äqual sowohl unter sich wie im Verhältnis zur lebenden älteren Generation, also verschieden von der Beschaffenheit der Älteren, als diese Kinder waren.

b) solche, die sich als äquale im erwachsenen Organismus vorfinden, also normale Bestandteile sind (in Hautepithel, Milz, Knochenmark, als Ovo-, Spermatogonien, Keimzelle, Chorionzellen usw.), diese Zellen sind zu normaler Zeit und in normaler Art generativ teilungsfähig.

c) solche, die sich als inäquale im Organismus vorfinden, das sind die kranken Zellen, sie sind, falls überhaupt, zu abnormer Zeit und in abnormer Art generativ teilungsfähig. Die Inäqualität ist eine anatomische oder eine reinfunktionelle; jene ist die Eigentümlichkeit der Hadrosen, diese der Leptosen.

Die erbspezifisch latent-kranke Keimzelle teilt sich also in der Weise, daß die so-spezifischen Tochterzellen herdmäßig latent- und früher oder später (je nach Spezifität, nicht „verursacht durch . . .") manifest-krank sind, während die übrigen Zellen gesünder bis fastgesund sind. Anlage ist die Keimzelle als Ganzes, doch kann man die sich sondernden latent-kranken Zellen als „Krankheitskeim" im engeren Sinne bezeichnen, wie das zuerst Cohnheim, dann Ribbert u. a. Autoren bezüglich der Geschwülste getan haben. Diese Krankheitskeime sind wiederum je nach Spezifität des Organismus solitär oder multipel oder disseminiert. So gibt es Geschwulst-, Entzündungskeime, Keime für die Stoffwechsel-, für die mikrobiellen Krankheiten usw., kurz Hadrosenkeime und ferner Leptosenkeime, d. s. inzipient gesonderte reinfunktionell latent-kranke RSe, Vorstufen der später je nach Reflexstruktur verschiedenen manifesten Neurosen und Phrenosen.

Die zum hadrotischen Bezirk gehörenden sensibeln und motorisch-sekretorischen Nerven sind am Krankheitsverlauf beteiligt; in dieser Art sind die RSe im ganzen krank, doch ist der „Sitz" der Hadrose das kranke Organ. Bei den Leptosen ist der „Sitz" der Krankheit nicht ein Organ oder Organsystem, sondern die Gruppe der kranken RSe. Wir sprechen zwar von Magenneurose, Herzneurose usw., doch ist damit nur die Struktur der Neurose quoad Ausdrucksorgan der kranken RSe angegeben, die Neurose „sitzt" nicht im Magen, dem Herzen usw. Will man vom „Sitz" der Leptose sprechen, so ist er das Gehirn, die Hirnrinde: die abnormen Reflexe präsentieren sich als Bewußtseins-sive Weltanschauungsstörungen, und diese stehen bei den Leptosen zum Unterschied von den Hadrosen im Vordergrunde (s. u.). Bei den Leptosen sind die kranken Funktionen im embryonal-fötal-frühinfantilen (kurz: infantilen) Entwicklungsraum spezifitätgemäß stehen geblieben. „Funktion" ist die Bewegung der Substanzen in der Zelle, zwischen den Zellen, im RS, ist der Reflex; sie ist eigenschaftlich determiniert, d. h. spezifisch je nach den Eigenschaften der Substanzen. Den infantilen Funktionen entsprechen die kranken Funktionen, die Hyper- und die Hypofunktionen, die funktionelle Hyper- und Hypotrophie, nicht als ob die gesunde infantile Funktion als solche (durch irgendwelche Ursachen) entartete oder die differenzierte gesunde Funktion „regredierte", sondern die kranken Funktionen sind ab origine zunächst latent-, dann manifest-krank und in dieser Art nahe Analogien der gesunden infantilen Funktionen. Die funktionierende Substanz selbst ist da — im Unterschied von der hadrotischen Substanz — unmerklich abnorm, doch geht die unmerkliche eigenschaftliche Abweichung determinierend in die Dysfunktion ein. Die abnormen Funktionen fixieren sich in der Entwicklung der Leptose auch quoad Reihenfolge mehr und mehr, werden „zwanghaft", der „Zwang" ist aber nicht eine auf die Funktionen einwirkende Macht, sondern das Wort bezeichnet nur eben die starre Gleichmäßigkeit der Abläufe, die in ihrer Unsicherheit sichere Koordinatik-Assoziation der Reflexe, das „Balancieren auf einer gedachten Linie über dem Bodenlosen". Mit vollem Recht nennt der Volksmund den Neurotiker „kindisch" (nicht „kindlich"), also infantilistisch. Aller Zwang liegt im infantilen Entwicklungsraum. Mit Zwang ist nicht die normale Geübtheit zu verwechseln: diese kennt die Variationsbreite.

Das prägnante Merkmal der Inäqualität, also des Infantilismus ist das quantitative Zuviel und qualitative Zuwenig. Dies zeigt sich nicht nur in der Hypertrophie, sondern auch in der Hypo-Atrophie, z. B. als Verödung hadrotischen Gewebes, als kranker Tod, als krampfige Lähmung beim sog. Nervenzusammenbruch, d. h. beim plötzlichen Absinken der übersteigerten Reflexintensität. Alles Kranke ist addierte Schwäche, ist höheren Ansprüchen nicht gewachsen, ist nicht erwachsen. Vervielfältigte Schwäche ist keine Stärke. Auch die infantilen Zellen teilen sich rasch generativ, das Teilungstempo ist beim Embryo rascher als beim Foet und da rascher als beim Kleinkind usw., der ursprünglich steile Anstieg der Lebensprozesse geht im Laufe der kindlichen Entwicklung und im Jugendalter in weniger steile Strecken über, und sie verflachen sich weiterhin bis zum Höhepunkte der Lebenskurve, der spezifischen Wachstumsgrenze, von der an es abwärts geht. Die kranken Zellen zeigen auch das stürmische Teilungstempo der normalen infantilen Zellen, ja man kann am Tempo ermessen, in welcher Zeit der infantilen Periode — ob embryonal oder fötal oder postnatal — der Krankheitskeim sich etabliert hat. Die infantilen Zellen haben eine relativ kurze Lebensdauer in dem Sinne, daß sie sich rasch generativ teilen. Auch die kranken Zellen haben in diesem Sinne eine kurze Lebensdauer, aber sie teilen sich auch rasch letal, sie sterben den kranken Tod — und so ist auch der Anstieg und der

Abstieg der akuten Krankheitswelle bis zur Latenz ein infantilistischer Vorgang.

Das gleiche gilt für die metabolische Teilung, den Stoffwechsel. Die Zellen des Embryo, Foet, Kleinkindes sind noch indifferent, chaotisch-einheitlich, enthalten noch wenig feste, hauptsächlich flüssige-gasige Bestandteile, und diese sind biologisch verschieden von denen der höheren Entwicklungstufen, mag auch der Chemiker, der ja nur aus dem Organismus abgetrennte, also „tote" Stoffe analysiert, die biologischen Unterschiede nicht feststellen. Der Embryo-Foet lebt von der Umgebung, in die er eingebettet ist, die ihn schützt, und auch das Kleinkind ist in der Säuglingszeit und dann bis Ende des 4. Lebensjahres auf die ständige Pflege und Obhut der Mutter oder einer Ersatzperson angewiesen, es kann nicht in die Fabrik gehen und sich sein Brot selbst verdienen, es kann auch noch nicht heiraten. Diesen primitiven Lebensnormen entspricht der abnorme Stoffwechsel bei den Hadrosen: sie weisen inäquale Substanzen und inäquale Umsätze auf — und bei den Leptosen: sie weisen inäquale Umsätze äqualer, genauer: unmerklich-inäqualer Substanzen auf. Die hadrotischen Zellen und Zellgruppen sind „eine hinfällige Brut von Zellen, die sich immer wieder erneuern und ergänzen, aber in großen Mengen zugrundegehen", wie Fischer-Wasels die Krebsgeschwulst beschreibt, und dies trifft auch für die Entzündungszellen usw. zu. Ihr Stoffwechsel ist Verflüssigung-Vergasung, sie leben von der Umgebung, in die sie, schutzbedürftig, eingebettet sind. Freilich führen sie — im Unterschied von den gesunden infantilen Zellen — eine feindlich-parasitische Existenz im Organismus derart, daß sie giftige Stoffwechselprodukte abgeben und eine „Expansionspolitik" betreiben, die auf die Zerstörung des Wirtes, von dem sie leben, also auf eine Art Selbstmord abzielt. Ebenso sind die leptotischen Funktionen labil, sie sind krampfig, also rasch-steil aufschnellend und wieder abfallend, so daß der Kranke launisch, unbeständig, unzuverlässig — und nur darin zuverlässig ist, auch sie vollziehen sich feindlich-parasitisch im organismischen Funktionsgesamt und tendieren zur Expansion bis zum funktionellen Zusammenbruch. Jede Krankheit ist eine Seuche (zu siechen) im Organismus.

Nach seinen kranken Anteilen heißt der kranke Mensch im ganzen „der Kranke", und der Kranke verhält sich, besonders während der akuten Wellen seiner Krankheit, ganz so wie das Kleinkind: er verlangt-erhält „Schonung", d. h. die altersmäßig berechtigten Ansprüche werden mehr oder weniger reduziert, er ist hinfällig, mehr oder minder hilflos, arbeitsbeschränkt oder -unfähig, abgesondert („Sonderling"), hütet das Zimmer, das Bett, bekommt Kleinkindkost usw. und wird von mütterlich-väterlichen Personen gepflegt (curare, therapeuein svw. pflegen), er lebt auf Kosten der Gemeinschaft, er erweist sich, mag er kalendermäßig so alt sein wie immer, mag er metrisch dem Alter gemäß groß sein, mag er hohe und höchste Titel und Ämter innehaben, in seinen kranken Anteilen als infantilistisch und in seinen erwachsenen, noch so hoch differenzierten Anteilen als nicht-ganz-erwachsen im Sinne der krankheitlichen Nuance, nicht voll-echt leistungsfähig, man muß nur die Diagnose stellen können. Wie der kranke Anteil im Organismus, so lebt der Kranke in der Gemeinschaft als Parasit, d. h. in einer der Lebensweise des Embryo-Foet-Kleinkindes ganz analogen Art, wobei zu betonen ist, daß der Gesunde zu keiner Zeit seines Lebens Parasit ist, Parasitismus also als die pathologische Form der Symbiose verstanden wird.

Auch die Hirnrinde als das Organ des Bewußtseins, somit das Bewußtsein selber, die Weltanschauung nimmt an der Krankheit mehr oder minder in- und extensiv teil, gehören doch die Denkzellen zu den kranken und den gesünderen bis fastgesunden RSen. Damit ist das kranke Bewußtsein, nicht das Krankheitsbewußtsein, die Krankheitseinsicht gemeint. Der Hadrotiker hat immer auch eine (seine) krankheitsspezifische Weltanschauung, sie tritt nur gegenüber der anatomischen Abnorm an nosologischer und therapeutischer Wichtigkeit zurück und bleibt somit meist unbeachtet. Man kann, ja muß sagen: der Krebskranke hat eine krebsige, der Tuberkulöse eine tuberkulöse, der Gichtiker eine gichtische Weltanschauung usw., spezifiziert nach dem kranken Organ und Organsystem, spezifiziert auch nach der Spezies der vorwiegend kranken RSe, also je nachdem Hunger- oder Angst- oder Schmerz- oder Trauer- oder Freude-RSe vorwiegend krank sind. Das kranke Organ und Organsystem ist sozusagen die Grundlage der weltanschaulichen Abnorm des Hadrotikers, und hiernach ist diese von der kranken Weltanschauung des Leptotikers verschieden und diagnostizierbar. Bei den Leptosen ist dagegen die kranke Weltanschauung das Wichtigste. In ihr präsentieren sich die kranken Reflexe der Art, In- und Extensität, Normferne nach, während die Ausdrucksweisen an den inneren und den äußeren Organen nur Phasen im Ablaufe der kranken Reflexe sind. Die Leptosen sind Weltanschauungskrankheiten. Es zeigt sich, daß die Weltanschauung des Kranken in ihren herdmäßig kranken Bezirken infantilistisch, in den gesünderen und fastgesunden Bezirken im Sinne der Ingredienz infantilistischer Elemente nuanciert ist. Je mehr die Leptose auswuchert, je mehr also das Kranke in der Weltanschauung an Raum gewinnt und die differenzierteren Bezirke durchsetzt, desto leichter wird das infantile Niveau, also der chaotisch-magische Über-Rest in der leptotischen Weltanschauung erkennbar. Der Kranke lebt in einer andern Welt als der Gesunde.

Auf die Anwendung dieser Einsichten auf das Gemeinschaftsleben des Volkes und der Völker werde ich im Kapitel 4 zu sprechen kommen.

Über die Tatsache hinaus, daß Krankheit ganz allgemein Infantilismus (Primitivismus) ist, gibt es über das Wesen der Krankheit nichts mehr zu erforschen. Das normale Analogon zu hadrotisch oder leptotisch kranken Zellen und RSen ist nicht das vergleichbare gesunde, gesund funktionierende Gewebe des Gleichaltrigen, sondern das infantile, besonders das frühinfantile Gewebe und seine Funktionen. Ausdifferenziertes Gewebe kann weder hadrotisch noch leptotisch entarten. Wir vergleichen also diagnostisch das Kranke mit dem gleichaltrigen Gesunden, aber um das Wesen der Krankheit zu ermitteln, müssen wir das Kranke mit dem Infantilen vergleichen. Die Erkenntnis, daß Krankheit ganz allgemein Infantilismus ist, habe ich aus dem Studium zahlreicher einschlägiger Arbeiten sowie aus eignen Forschungen und Erfahrungen gewonnen und zuerst 1925 in meinem Buche „Die Entdeckung der Seele" sowie 1926 in der Zeitschrift für die gesamte Neurologie und Psychiatrie (Bd. 105 H. 3—5) usw. veröffentlicht. Die wichtigsten Vorarbeiten mit ihren Verfassern sind im 6. Bande meines Lehrbuchs der Psychobiologie angegeben.

## 5. Heilung und Verhütung

Der kranke Organismus ist eine Einheit von anatomisch oder reinfunktionell im infantilen Entwicklungsraum zurückgebliebenen und horizontal vermehrten (gewucherten) Anteilen und den „gesunden", genauer: gesünderen und fastgesunden, den vertikal vermehrten (differenzierten) Anteilen, es besteht eine Entwicklungsdifferenz. Somit gibt es theoretisch zwei Heilungsmöglichkeiten: 1. die Heilung als vertikalen Vorgang: die Nachentwicklung der kranken Anteile zur Norm, der Ausgleich der Entwicklungsdifferenz; dies ist die echte, definitive Heilung; 2. die Heilung als horizontalen Vorgang: die Krankheit wird nur mehr oder minder latent, die akute Welle flaut ab, neue Wellen steigen gemäß der spezifischen Periodik an, mindestens verbleibt eine gewisse „Anfälligkeit" usw., die Entwicklungsdifferenz bleibt erhalten; diese Heilung ist die unechte, interimistische. Die Heilung gehört zum Krankheitsgeschehen — wie geht sie vor sich?

Zunächst die Hadrosen. Das Kranke ist in einer je spezifischen Art vom „Gesunden", d. h. Fastgesunden des Organismus abgegrenzt. Zwischen Krankem und „Gesundem" besteht eine morphologische und chemische Zwischenzone, die als Grenze den Übergang Krank→Gesund darstellt. Ihre Teile sind auf der einen Seite Paßformen zum kranken Gewebe, an sie schließen sich Teile von zunehmend gesünderer Beschaffenheit an, und die Teile der andern Seite sind Paßformen zum „gesunden" Gewebe. Die Substanzen der kranken Zelle sind, als krank, Gift, die kranke Zelle ist also giftig. Jede Zelle nimmt nur spezifische Stoffe, Paßformen an und auf, die kranke Zelle nur solche Stoffe, die sich zu Paßformen für ihre kranken Substanzen verdauen lassen, die gesunde Zelle nur gesunde oder solche kranken Stoffe, die sich in den gesunden Stoffwechsel hineinverarbeiten lassen.

Die Zellen und Säfte der Grenzzone nähern sich mehr und mehr der fastgesunden Beschaffenheit an, in ihrem Stoffwechsel formen sich Substanzen, welche die aus dem Zentrum des kranken Gebietes ausgeschiedenen Gifte weniger oder mehr verdauen oder binden, in diesen Graden entgiften. Diese soweit entgifteten Stoffe gehen als Paßformen für fastgesundes Gewebe beim Eintritt in dieses Gewebe in fastgesunde Substanz über. Treten Gifte ins Blut über, so liegt die Grenzzone da, wo die Entgiftung stattfindet; das Blut kann aber auch selbst krank, giftig sein (z. B. zu viel freier Zucker, Harnsäure, Toxine usw.) und dann auch nur in der spezifischen Art mit andern Substanzen, auch andern Giften reagieren. Entgiftung ist also die Grenzfunktion. Chemisch oder physikalisch gebundenes Gift kann ausgeschieden werden, aber auch wieder ins kranke Gebiet zurückkehren und dort wieder frei werden. Im Gesunden gibt es kein Gift; wo Gift, da Krankes, Krankes ist Gift.

Die Substanzen, die Gifte binden, heißen Gegengifte. Sie werden vom gesunden Stoffwechsel zum kranken hin gebildet, sind also Übergangsformen von Gesund zu Krank. Solche Zwischenformen sind auch die entzündlichen Wanderzellen, Lymphzellen usw. (Phagozyten, Bakteriophagen usw.); soweit sie hyper-, dann atrophieren, sich auflösen, zu Eiterkörperchen werden, sind sie krank, giftig, gesunde Wanderzellen verdauen hinreichend weit entgiftete Substanzen in ihren Stoffwechsel hinein. Das Auftreten eines Giftes koinzidiert mit oder ist gefolgt von dem Auftreten seines Gegengiftes. Diese Umsetzungen sind rein biochemische, eine „Ursächlichkeit" ist da nicht geheimnisvoll am Werke, Gift und Gegengift sind Partner, und Partner können sich nicht ein- oder gegenseitig verursachen — sie müßten denn Zauberer sein! Insofern das Verhältnis eine Bindung, Absättigung, Neutralisierung, also Entgiftung des Giftes ist, kann man von einer Bekämpfung des Giftes seitens des Gegengiftes, von Abwehrstoffen, Alexinen, Antitoxinen usw. sprechen und unter diesem Gesichtspunkte das gesamte Krankheitsgeschehen veranschaulichen.

Bei der Ausbreitung (Verschlimmerung) der kranken Prozesse mehrt sich natürlich die Gesamtmenge Gift, erweitert sich die Grenzzone, nimmt also auch die Menge des Gegengiftes zu. Mangelhafte Gegengiftbildung ist Zeichen schon manifest einsetzender Krankheit des betr. Gewebes. Je mehr Zellen des Organismus sich als krank entpuppen (indem sie manifest erkranken), desto mehr verringert sich die Zahl der fastgesunden Zellen, also auch die Gesamtmenge der von dieser Seite her für die Giftbindung lieferbaren Stoffe. Geht die Krankheit zurück, dann auch die Produktion von Gift, der Umfang der Grenzzone, die Produktion von Gegengift.

Bei den Leptosen finden sich merkliche anatomische Abweichungen der kranken Zellen, Reflexsysteme (RSe) nicht vor, wohl aber quantitative Abweichungen ihrer Substanzen, Disproportionen in der Zusammensetzung gemäß den Hyper- oder Hypofunktionen der kranken RSe, z. B. solche der Verdauungssäfte, der Hormone, des Schweißes usw., Fehlstrukturen in Ablauf und Reihenfolge der Reflexe. Man kann die funktionell abnormen Stoffe als leptotische Gifte bezeichnen, ihre Gegengifte sind dann die Stoffe, die jene binden, „neutralisieren". Die reinfunktionell kranken RSe sind von den fastgesunden nicht anatomisch, also hadrotisch abgegrenzt, sondern nur funktionell: der kranke Funktionsbezirk geht in eine funktionelle Grenzzone über, an die sich weiterhin fastgesunde Funktionen anschließen: diese sind also gegen die kranken Funktionen gerichtet. Im kranken Funktionsbezirk und zwischen ihm und den fastgesunden Funktionsbezirken finden sich Fehlassoziationen. Diese Tatbestände sind natürlich nur funktionell zu diagnostifizieren, am Ausdruck also: die kranken Ausdrucksaktionen sind spastisch und heben sich so von den benachbarten gesünderen und fastgesunden ab, sie zeigen auch die weltanschauliche Besonderheit (Sonderbarkeit) mit ihren Abgrenzungen, Übergängen ins Fastgesunde. Auch die leptotischen Krankheitsstoffe werden im Ablaufe der Krankheitswelle nach innen oder außen abgeschieden, dabei treten die kranken Funktionen mehr oder weniger zurück.

Heilung geht also ganz allgemein unter Absonderung des Kranken in und aus dem Organismus vor sich. Absonderung ist die Bildung einer morphologisch-chemischen bzw. funktionellen Grenzzone um das kranke Gebiet, die Entgiftung und die Ausscheidung nach innen (Depotbildung usw.) und nach außen. Indem die Absonderung schon mit Beginn der Krankheit und ihrer akuten Wellen einsetzt, setzt da auch schon die Heilung ein, doch pflegt man erst das Absinken der Welle mit überwiegender Absonderung als Heilung zu bezeichnen. Die horizontale Heilung geht in Besserung, bestenfalls Latenz der Krankheit bis zum Anstieg einer neuen Welle aus. Die vertikale Heilung ist das Verlassen der infantilistischen Entwicklungsstufe bis zur äqualen Differenzierungsstufe. Abgesehen von den Kinderkrankheiten als nosoiden Entwicklungskrisen kommt die vertikale Heilung nur bei Neurosen — mittels der Erkenntnistherapie — vor.

Die das Kranke absondernden Funktionen sind die Therapie. Gemäß den beiden Arten der Heilung sind zu unterscheiden die horizontale und die vertikale Therapie. Jene führt zur interimistischen, diese zur definitiven Heilung. Die horizontale Therapie ist zunächst die Produktion von morphologisch-chemischen Gegengiften und von Stoffen, die die quantitative Disproportion von Säften usw. möglichst ausgleichen. Diese Produktion, die sich oft unter Temperaturerhöhung bis Fieber vollzieht, ist die Leistung von am Krankheitsgeschehen unmittelbar (nachbarlich) beteiligten Zellen und RSen; man mag diese „die therapeutischen" nennen. Ihre Funktionsintensität ist während der akuten Welle höher als die der entfernteren Anteile des kranken Organs, Organsystems, Organismus überhaupt, doch kann die erhöhte Funktion auf die organnahen (interganglіären, spinalen) Strecken der Nervenbahnen beschränkt sein, braucht also das Krankheitsgeschehen dem Patienten nicht bewußt zu sein. Diese funktionelle Eigentümlichkeit des kranken Organs usw., wobei also die fastgesunden Funktionen des Organismus von geringerer Intensität sind als die kranken und die therapeutischen, ja bis zur „Ruhe" absinken können, nennt man „Ruhigstellung": „ruhiggestellt" ist das kranke Gebiet, die aktuellen Beschwerden sind gemildert, der Krankheitsprozeß

„beruhigt sich", läuft „ruhiger" ab. Ferner können andere RSe als die kranken in Hochfunktion geraten: Ablenkung; die hierbei an Stelle des Krankheitsbewußtseins auftretenden Erlebnisse mit entsprechenden Verhaltungen heißen ebenfalls Ablenkungen. Die Minderung des Krankheitsbewußtseins, also der Funktionsintensität der kranken Denkzellen, sei es daß sie im Ablaufe der kranken Funktionsperioden oder im Gange einer Vergiftung oder bei kortikaler Ischämie eintritt, nennt man Beruhigung oder Betäubung. Den Anstieg der Funktionsintensität der kranken oder der therapeutischen RSe nennt man An-Erregung. Die Bindung und somit Absonderung der Krankheitsstoffe setzt sich in die Funktionen der abführenden Säftebahnen, der Ausscheidungsorgane fort: Ableitung. Wundsekret und Wundschorf ist die aus abgeschiedenen Stoffen bestehende Wunddecke, die wiederum die Wunde von der äußeren Umgebung absondert, der physiologische Verband. Ableitung ist auch das Absterben (die Nekrose usw.) und die Abstoßung-Absetzung kranker Gewebspartien. — Die vertikale Therapie ist die Produktion von Stoffen höherer Differenzierungsgrade, also die Ausdifferenzierung von funktionell inäqualen Zellen und RSen unter Abscheidung solcher Stoffe, die zu höherer Differenzierung unfähig sind. Sie verläuft als An- und Erregung im Sinne der genetisch förderlichen Mobilisation der kranken Funktionen (zu unterscheiden von der bloß horizontalen An-Erregung). Die vertikale Therapie ist die aufbauende. Sie findet sich in Ansätzen autotherapeutisch (s. u.) nur bei Neurosen vor.

Gemäß der biologischen Struktur des Organismus als eines Reflexwesens hängen die sympathisch-parasympathischen Vorgänge genetisch-assoziativ mit den sensorischen und den idealischen zusammen. Den inneren therapeutischen Vollzügen sind also gewisse äußere zugeordnet, ein unbewußtes oder bewußtes therapeutisches Verhalten, gewisse solche Erlebnisse, deren sich der Patient auch erinnern kann. Dieses Verhalten wird auch vom Beobachter registriert. Das äußere Verhalten entspricht dem inneren, es gehört zur Krankheit, also auch zur Therapie; koinzident mit diesen äußeren Verhaltungen, unter diesen Umständen vollzieht sich die innere Therapie. Auch das äußere Verfahren ist das der Absonderung: Ruhigstellung, Zudecken mit der Hand, mit Speichel, Salbe, Verband, Applikation von Wärme oder Kälte, Ablenkung, Reiben-Massage, also Erregen-Erweichen-Zerteilen, vereinzelt Selbstoperation, Einnehmen anregender und beruhigender Mittel, Auswahl anregender, schonender Kost usw., ferner sucht der Patient die beschwerlichen Situationen (trainingsmäßig) zu meiden, sondert sich gemäß der Art und Schwere der Krankheit ab usw., lebt überhaupt in einer von der gesunden gesonderten Welt. Im Bewußtsein selber vollzieht sich eine Therapie in Form der gegen das kranke Erleben (Gefühle, Gegenstände und Begriffe) gerichteten „Denkmittel", also Funktionen der Denkzellen: Ruhigstellen, Beruhigen, Betäuben mittels Ablenkung, Autosuggestion, Meiden des bewußten Denkens,

Anregen-Lösen mittels Vergleichens, Überlegens, Ausscheiden mittels Aussprechens usw. Bei den Leptosen, also den Weltanschauungskranken steht die „Denktherapie", die „Entgiftung" des „giftigen" Denkens im Vordergrunde.

Wir wollen die therapeutischen Funktionen des Patienten als Autotherapie bezeichnen: die Therapie vollzieht sich „von selbst" im kranken Organismus, sie ist aber nicht etwa ein Dämon, genannt Wille oder Ich oder seelisch-geistige Kraft usw., sondern ein rein biologischer Ablauf im Reflexorganismus. An diese Therapie schließt sich die Allotherapie an: das therapeutische Verhalten des Arztes, der Pflegepersonen zum Kranken. Sie ist lediglich die Erweiterung und Ergänzung der Autotherapie: unter diesen von außen kommenden Anwendungen vollzieht sich die Autotherapie, und ihre Verfahren sind grundsätzlich die gleichen, natura sanat, medicus curat. Die Entwicklung der Allotherapie ist denn auch von der Beobachtung des Verhaltens des kranken Menschen ausgegangen. Auto- und Allotherapie sind zusammen „die Therapie".

Die Therapie gehört zum Krankheitsgeschehen, sie setzt wie die Heilung mit dem Beginn der Krankheit, der Krankheitswelle ein und ist ebensowenig wie der Kranke und der Therapeut aus dem Krankheitsgeschehen wegzudenken. Bezeichnen wir die gegnerische Partnerschaft (Bindung) der therapeutischen und der kranken Stoffe als „Kampf", dann ist die Therapie „die Bekämpfung der Krankheit" und kämpft, soweit die Therapie vom Gesunden ausgeht, das Gesunde gegen das Kranke, im kranken Organismus das Fastgesunde gegen das Kranke. Natürlich kämpft auch das Kranke (auf kranke Art) gegen das Gesunde. Die Krisis ist der Höhepunkt des Kampfes, der Kampf im engeren Sinne. Das Absinken der kranken Funktionen ist das Nachlassen des Kampfes, der neuerliche Anstieg ist das Wiederaufflammen, die Ausbreitung ist die Erweiterung der Front, und man kann so diese Vorgänge auch als „Sieg" und „Niederlage" veranschaulichen. Die Latenz der Krankheit ist kein endgültiger Sieg des Gesunden, der Gesundheit, sondern latenter Kampf. Der Tod des Kranken ist der endgültige Sieg der Krankheit — und zugleich ihr eigner Tod. Bei den Leptosen kann man das Verhältnis der kranken und der therapeutischen Funktionen (somit auch der leptotischen Frontstoffe) ebenfalls als Kampf veranschaulichen; es kämpfen also auch die fastgesunden Bezirke der Weltanschauung gegen die kranken, das fastgesunde Erleben gegen das kranke, das differenziertere Denken gegen das infantilistische, aber der Kampf ist aussichtslos: sterben kann der Kranke an der Leptose nicht, und gesund kann er aus Eigenem auch nicht werden, er kennt den Weg nicht, der zur eigentlichen Heilung, zum Ausgleich der Entwicklungsdifferenz führt, den Weg der weltanschaulichen Aufklärung zur realischen Erkenntnis. Dazu bedarf er des Erkenntnistherapeuten — wie der Bergsteiger des Bergführers.

Der Therapeut hilft dem kranken Menschen in seinem Kampfe gegen die Krankheit, seine Anwendungen erweitern und ergänzen so die Autotherapie, sie stehen je mit ihr im genetisch-assoziativen Zusammenhange, sie sind mit ihr gleichsinnig, sie sind die Mittel und Methoden, bei deren Anwendung erfahrungsgemäß die Krankheitswelle absinkt, die Krankheit sich bessert oder heilt. Auch die Therapeutica gehören zum Krankheitsgeschehen, sind „Mittel" gegen das Kranke, die Krankheit, gehen vom Gesunden aus und setzen sich in der Grenzzone, der Front zum kranken Gebiete ein. Der Therapeut kämpft gemeinsam mit dem fastgesunden Anteil des kranken Organismus gegen dessen kranken Anteil. Er ist beruflich des kranken Menschen Freund; der Kranke aber, soweit er krank ist, muß ihn als seinen Feind auffassen, als den Feind eben seiner Krankheit. Die horizontale Therapie zielt darauf ab, diese feindliche Einstellung in die Latenz zu überführen, die vertikale darauf, sie zur echten Freundlichkeit zu entwickeln. Die Therapie, die nicht in diesem Sinne vorgeht, ist falsch und unterstützt-fördert die Krankheit.

Die Therapie ist so immer mit der Krankheit „gegeben", sie ist je nach der Art der Krankheit verschieden, im grundsätzlichen ein einheitliches Verfahren, nämlich die Ab-Ausscheidung des Kranken, wie die Krankheiten allesamt im grundsätzlichen einheitlich, nämlich Infantilismen sind. So ist auch die Heilung spezifisch wie die Krankheit, zu der sie gehört, sie geht demgemäß auch verschieden weit, ist aber im grundsätzlichen einheitlich, nämlich der Ausgang der Krankheit und zwar entweder in die Latenz oder (bei Neurosen) in die Norm. Jeder kranke Organismus ist sospezifisch, daß sich in oder zu seiner Krankheit auch die adäquate Therapie vollzieht, daß die spezifischen Umstände vorliegen, unter denen seine Krankheit in der spezifitätgemäßen Art ausgeht. Ob und inwieweit sich die Heilung vollzieht, das ursächlich zu bestimmen liegt nicht in der „Macht" der Therapie und des Therapeuten; es hängt nicht vom Arzte und seinen Mitteln und Methoden ab, ob die Krankheit heilt oder nicht, — so als ob er das Schicksal, das Leben des Patienten in seiner Zauberhand hielte. Der Kranke und viele andere Dämonisten wähnen das aber; Aufklärung täte auch hier dringend not. Die Krankheiten „machen, was sie wollen"; der Therapeut kann nur die Autotherapie beobachten und nach den so gewonnenen Erfahrungen ergänzen und erweitern. Die Heilmittel sind Heil-*mittel*, nicht -ursachen. Sie haben keine „Wirkungen", sondern Folgen. Die ärztliche Verordnung ist kein Zwang, sondern Mitteilung dessen, was der Erfahrung nach im einzelnen Krankheitsfalle die Autotherapie ergänzt-erweitert, also „hilft". Der Therapeut kann den Kranken nicht zwingen, die Verordnung zu befolgen; er kann auch nicht „absolut" sicher voraussagen, ob im gegebenen Falle die an analogen Fällen gewonnene Erfahrung sich bestätigt, er kann das nur nach der Wahrscheinlichkeitsrechnung hoffen, er ist kein Prophet, sondern Prognostiker, er ist Wegweiser, nichts anderes, er ist Gesundheitslehrer (in Wort und Tat), und ebensowenig wie der Erzieher kann er einen biologischen Vorgang, eine biologische Entwicklung verursachen, er ist kein außerweltliches

Wesen, das „von dort aus" das Geschehen verfügt, lenkt und leitet. Der Mensch ist Glied im allgemeinen biologischen Geschehen.

Die Therapie ist symptomatisch, sofern sie sich gegen die Symptome als Einzelheiten, ohne Rücksicht auf pathogenetische und oft ohne Rücksicht auf nosologische Zusammenhänge richtet. Die Therapie ist radikal, sofern sie sich gegen die „Wurzel" (radix) der Krankheit richtet, also gegen das Anfangssymptom, an das sich die übrigen Symptome in der Pathogenese anschließen und das im jeweiligen Krankheitsbilde das ärztlich erkannte Haupt- oder Zentralsymptom ist (dieses ist nicht immer die Beschwerde, über die der Kranke am meisten klagt). Die symptomatische Therapie ist episodisch-mechanistisch-atomistisch, die radikale Therapie ist genetisch-biologisch-ganzheitlich. Die radikale Therapie wird gewöhnlich die „kausale" genannt, indem man annimmt, daß „die Krankheit" durch innere oder äußere Ursachen bewirkt werde, selber als dämonische Causa im Organismus wirke und die Symptome bewirke oder daß der Krankheitsherd die Symptome bewirke. Realiter entwickelt sich die Krankheit rein biologisch aus der Anlage-Latenz in die Manifestanz, gibt es also keine Krankheitsursachen; innerhalb der Symptomatik finden sich genetische Einzelzusammenhänge als Anfangs- und Folgesymptome vor und schwindet ein Folgesymptom mit der Behebung des Anfangssymptoms: die so ausgerichtete Therapie ist eben die radikale. Cessante causa cessat effectus — realiter: cessante radice cessat incrementum, cessante initio cessat consecutio.

Die Therapie der Hadrosen, also die internistische und chirurgische Therapie kann man als die somatische, die Therapie der Leptosen, soweit sie nicht ebenfalls internistisch und chirurgisch ist, als funktionelle Therapie (sog. Psychotherapie) bezeichnen; dabei ist zu betonen, daß die somatische Therapie auch auf die Behebung der zu den Hadrosen gehörenden Funktionsstörungen abzielt, während sich die reine Funktionstherapie lediglich gegen die leptotischen Funktionsstörungen richtet. Ihrem Wesen nach ist die Therapie auf das kranke Individuum abgestellt, ist also Individualtherapie; soweit sie über das Individuum hinausgreift, ist sie Gruppen-, Volkstherapie, also Sozialtherapie und hat dabei auch prophylaktischen Charakter.

Die Verhütung der Krankheit, die Prophylaxe ist die Aufgabe der Hygiene, sie gibt und wendet die Umstände an, unter denen der Erfahrung nach der Mensch nicht manifest erkrankt („gesund bleibt") oder die Krankheit mild verläuft. Sie ist aber keine dämonische Macht, die ihre Ziele erzaubern, für das Gesundbleiben garantieren könne; sie kann das ebensowenig, wie die Therapie die Genesung garantieren kann. Die kausale Deutung (Endstufe der dämonistischen Deutung) kann hier wie überhaupt in der Medizin wie überhaupt in der Wissenschaft und Praxis entfallen, ohne daß sich an den (eben gedeuteten) Tatsachen das geringste ändert, — nur daß der realistisch denkende Mensch weltanschaulich und demgemäß auch in seinem Handeln klarer ist als der Kausalist, der Metaphysiker überhaupt. So wenig wie die Krankheit durch allerlei Faktoren, Reize usw. verursacht wird, so wenig durch die Therapie die Heilung, so wenig ist die Hygiene die Ursache der Verhütung.

Hat aber die Hygiene überhaupt eine Bedeutung, wenn sie doch nicht „wirkt"? Ein Beispiel für viele. Nach der allgemein gültigen Auffassung sind gewisse Bakterien (usw.) die Erreger, also die Ursache der je spezifischen Krankheit und ist die Tötung der Bakterien mittels therapeutischer oder prophylaktischer Desinfektion die Ursache der Genesung bzw. der Verhütung, sonst wäre die Desinfektion ja ganz überflüssig. Realiter verhält sich die Sache so. Ein Organismus, der mikrobiell erkrankt, ist hierzu disponiert, und die Krankheit wird nun eben gemäß ihrer Spezifität manifest. Die gesunde Schleimhaut kann von allerlei Mikrobien befallen werden: sie finden da keine Nahrung und sterben ab, Antitoxin braucht der gesunde Organismus nicht zu produzieren, es kann es auch gar nicht, er kann nur gesunde Stoffe aus andern Stoffen herstellen, also auch solche, die Mikrobien verdauen, aber das sind eben Verdauungsfermente, nicht Gegengifte. Mikrobien sind für den Gesunden ungiftig, nicht „pathogen". Sie sind auch für den Disponierten weder die Ursache der Disposition noch der manifesten Erkrankung, sie sind nicht „das Kranke", das den gesunden Organismus überfällt und krank macht, sie können nicht zaubern, sie sind auch nicht „das Kranke", das sich im Körper ausbreitet, ihn verseucht, vergiftet, tötet, sondern das Kranke ist das (hier entzündete) Gewebe, das in biologischer Genese aus dem latenten in das manifeste Kranksein übergegangen ist, in ihm nisten sich die Mikrobien — sie heißen in diesem Falle „pathogen" — ein, sei es, daß sie von außen eindringen, sei es, daß sie sich aus „unsichtbarem Virus", das sich beim Zerfall kranker Zellen bildet, zu geformtem Gift entwickeln. Das kranke Gewebe und dazu natürlich auch die Mikrobien werden an der Grenzzone möglichst entgiftet, und die autotherapeutische Entgiftung wird allotherapeutisch ergänzt und erweitert. Das Absterben der Mikrobien gehört zu dem rein biologischen Heilungsvorgange, ist aber nicht dessen Ursache; in nicht wenigen Fällen versagt die antibakterielle Therapie — wo bleibt da die Ursächlichkeit? Somit ist die Desinfektion nicht etwa überflüssig, im Gegenteil wird ihr realer Wert erst klar herausgestellt. Dies gilt für alle hygienischen Maßnahmen.

Die Hygiene ist die Erweiterung-Ergänzung der Therapie derart, daß sie auf die Zukunft gerichtet ist. Ihre Mittel und Methoden sind grundsätzlich die gleichen wie die der Hadrosen- und der Leptosentherapie, und man kann so von der somatischen und der funktionellen Hygiene sprechen; letztere ist die spezielle Methode der Verhütung der Neurosen, die Neurohygiene, die sog. Psychohygiene. Die Hygiene hat ihre besondere Bedeutung darin, daß sie ihrem Wesen nach zwar vom Individuum ausgeht, aber im überindividuellen Raum arbeitet: als Sozialhygiene.

## 3. Kapitel

# Die Typologie der Neurose

Die Neurose ist die weitestverbreitete Krankheit, die Mehrzahl aller Kranken sind Neurotiker, die Neurose ist seit langem in allen Kulturländern zur Volksseuche, zur sozialen Krankheit geworden und hat im privaten wie im öffentlichen Leben unabsehbaren Schaden gestiftet und stiftet ihn weiterhin. Sie bedarf dringend der sozialen Therapie und Hygiene. Zunächst wird hier die Typologie kurz dargestellt; Genaues in meinem Buche „Erkenntnistherapie für Nervöse" sowie ausführlich in meinem „Lehrbuch der Psychobiologie" 6. und 7. Band.

Wir finden am Organismus die drei Ernährungssysteme und das Zeugungssystem vor: jene sind das Magen-Darm-, das Herz-Blutgefäß-Nieren- und das Lungensystem, dieses ist das Genitalsystem. Wir haben also die Trophik und die Genik zu unterscheiden. Zur Trophik gehört die Arbeits-Berufs-, zur Genik die Liebestätigkeit als sensorische Funktionen. Die inneren und die äußeren Oberflächen sind die Empfangs-, die inneren und die äußeren Organe die Ausdrucksorgane der zur Trophik und zur Genik gehörenden Reflexsysteme (RSe). Sensibles Empfangsorgan, sympathische-parasympathische sowie sensorische sensibel-motorische Nervenbahn und Ausdrucksorgan bilden das RS, seine spezifische Funktion ist der Reflex, d. h. die Aufnahme, Leitung und Abgabe des Nervenstromes, wie früher dargelegt. Auch die idealischen Nerven, d. s. die Schicht der Polymorphen Nervenzellen der Hirnrinde, sind trophische und genische als Anteile der RSe. Die Genik zerfällt in die Platonik (religiöse Liebe als Kind-Eltern-, Menschenliebe, Vaterlandsliebe, Freundschaft, schöpferische Kunst und Wissenschaft, Liebhaberei, auch Sport, sofern nicht erwerbsmäßig, also trophisch) und die Sinnlichkeit (Geschlechtlichkeit); die platonischen RSe sind sinnesorganeigen und nur peripherisch mit den sinnlichen RSen verbunden.

Der Organismus setzt sich also aus trophischen und genischen RSen zusammen, doch sind beide Arten nicht scharf voneinander getrennte, sondern in mannigfacher Weise miteinander verschränkte Gebiete: den trophischen Organen sind auch genische, den genischen auch trophische Anteile beigesellt, ja in jeder Zelle spielen sich trophische und genische Prozesse (letztere gemäß der Amphimixis hauptsächlich im Zellkern, im

Protoplasma) ab. Streng genommen ist also das Trophische nur vorwiegend trophisch, das Genische nur vorwiegend genisch. Dies gilt auch für das Bewußte als Funktionseigentümlichkeit der Denkzellen. Nach diesem Hinweis können wir das „vorwiegend" weglassen, also einfach von trophisch und genisch sprechen.

Das komplette Reflexsystem besteht aus der sympathischen bzw. parasympathischen, der sensorischen und der idealischen Strecke. Demgemäß ist in der Hirnrinde schematisch eine Kleine Pyramidenzelle mit einer Großen Pyramidenzelle und einer Polymorphen Denkzelle, also ein Gefühl mit einem Gegenstand und einem Begriff (einer Erinnerung an diesen Gegenstand) genetisch assoziiert. Ebenso bildet sich genetisch eine lokative Zuordnung der Empfangs- und der Ausdrucksorgane des RSs heraus, und zwar sind die Hauptwege von den Nebenwegen zu unterscheiden: jene sind kollokativ, diese dislokativ geordnet, z. B. ist eine sensible genitale Nervenendigung hauptwegig über das RS mit einer genitalen Ausdrucksfaser (kollokativ), nebenwegig mit einer gastralen Ausdrucksfaser (dislokativ) verbunden oder ist eine Faser des Nervus opticus hauptwegig mit einer Augenmuskelfaser, nebenwegig mit einer Faser eines andern Muskels verbunden.

Nach den fünf Grundgefühlen unterscheiden wir die Hunger-, die Angst-, die Schmerz-, die Trauer- und die Freude-RSe, wie früher dargelegt. Mit jedem Hungergefühl ist ein (sein) hungergefühliger Gegenstand und Begriff, mit jedem Angstgefühl ein (sein) angstgefühliger Gegenstand und Begriff usw. genetisch assoziiert. Die hungergefühligen Gegenstände sind zu weiten leeren Rundungen, Höhlen, die angstgefühligen zu engeren leeren Rundungen, Öffnungen, die schmerzgefühligen zu Schwellen oder gedrehten Graden, die trauergefühligen zu kurzen Geraden und die freudegefühligen zu langen Geraden angeordnet. Demgemäß ist der Ausdruck der Hungerreflexe die Einengung der Höhle bis zur Hungerweite, der Angstreflexe die Fortsetzung der Einengung an der Öffnung bis zum Verschluß, der Schmerzreflexe eine Zu- oder Aufdrehung der Schwelle, eine Drehung auch des sie Überschreitenden, der Trauerreflexe die beginnende, der Freudereflexe die sich vollendende Erweiterung der Höhle; wir verstehen so die Peristaltik der inneren Organe, bei der sich das Füllmaterial (das Gerade) aus der Höhle durch die Öffnung über die Schwelle in die angeschlossene Höhle bewegt und diese zuletzt erfüllt. Die Hunger- und die Angst-RSe sind der Sympathikus, die Trauer- und die Freude-RSe sind der Parasympathikus (N. vagus), die Schmerz-RSe gehören z. T. zum Sympathikus, z. T. zum Vagus; es besteht zwischen beiden nicht sowohl ein Antagonismus als vielmehr eine Reihenfolge. Analog verlaufen die Aktionen der Rumpfmuskeln als Verengung-Drehung-Erweiterung bzw. wie die der Extremitätenmuskeln als Beugung-Drehung-Streckung. Nach diesen organismischen Vorgängen vollziehen sich alle Vorgänge überhaupt. Die Hunger-, Angst-, Schmerz-, Trauer- und Freude-RSe sind also zu Einzelgefügen zusammengeschlossen, an denen die einzelnen Spezies normaliter ungefähr gleichmäßig (mit normaler Variationsbreite) teilhaben.

Die Neurose ist eine reinfunktionelle Krankheit. Gewisse (die sospezifischen) RSe bleiben funktionell im infantilen, besonders frühinfantilen Entwicklungsraum stehen und wuchern da aus, während sich die übrigen höher entwickeln (horizontale bzw. vertikale Entwicklung), so daß sich eine Entwicklungsdifferenz herausbildet, die um so deutlicher wird, je mehr das Individuum heranwächst und je mehr der kranke Anteil hypertrophiert. Es können so Hunger- oder Angstfunktionen usw. vorwiegend in der sympathischen bzw. parasympathischen oder in der sensorischen oder in der idealischen Strecke der RSe auswuchern, sie verlaufen im frühinfantilen Entwicklungsniveau und heben sich als Hyper- bzw. Hypofunktionen von den gesünderen und fastgesunden (reiferen) Funktionen ab. Im kranken Einzelgefüge überwiegt die hypertrophierte Spezies der RSe über die andern innerhalb der abnormalen Variationsbreite.

Die Neurose ist Weltanschauungskrankheit. Die Weltanschauung des Neurotikers ist gemäß der Entwicklungsdifferenz disharmonisch: im herdmäßig kranken Bezirk chaotisch-animistisch-magisch (primitiv-dämonistisch), in den reiferen Bezirken je nach dem Reifegrad mythisch, mystisch, humanisch bis psychologisch-kausalisch (altersmäßig verdünnt-dämonistisch), doch sind diese reiferen Stufen niemals ganz gesund, sondern im Sinne der Ingredienz infantilistischer Elemente krankheitlich nuanciert, sie liegen im Schatten des Primitivismus, d. h. der Neurotiker wahrt seine infantile Alleinheit-Absolutheit gegenüber allen Differenzierungen, Einzelheiten der reiferen Stufen, die seiner Alleinheit tatsächlich ein Ende machen, somit aber eben magisch entdifferenziert, enteinzelt, in die Alleinheit einnivelliert werden müssen; er ist auch weltanschaulich Radikalist, Extremist. „Das Kind" im Neurotiker dominiert über „den Größeren-Großen", um so mehr, je mehr die kranken Funktionen auswuchern, die Entwicklungsdifferenz zunimmt. Er ist funktionell ein Zwergriese oder Riesenzwerg. Der infantile Sinn wird zum infantilistischen Unsinn.

Aus diesen kurz skizzierten Tatsachen ergibt sich die Typologie der Neurosen.

1. Die Neurosen im trophischen Gebiete sind die Trophosen, die im genischen Gebiete sind die Genosen (die Neurosen der Platonik und der Sinnlichkeit).

2. Die kranken RSe und ihr Gefüge sind immer im ganzen krank, doch überwiegt krankheitlich im Einzelfalle der sympathische bzw. parasympathische oder der sensorische oder der idealische Anteil der RSe. Hiernach sind zu unterscheiden: die Gefühlsneurosen (Organ- und Sinnesorganneurosen), die Gegenstandsneurosen (Zwangsneurosen im engeren Sinne, „zwanghaft" sind alle Neurosen) und die Begriffsneurosen (Denkneurosen). Bei den Gefühlsneurosen sind also immer auch die im

kranken Gefüge erlebten Gegenstände und Begriffe krank, aber abgeschwächt gegenüber dem übersteigerten (dominanten) Gefühl, und das Analoge gilt für die Gegenstands- und die Begriffsneurosen.

3. Ich bezeichne die Neurosen wie die RSe nach dem je zugehörigen hypertrophen Gefühl. Sonach sind grundsätzlich zu unterscheiden: die Hunger-, die Angst-, die Schmerz-, die Trauer- und die Freudeneurosen. Bei den Hungerneurosen sind also die Hungerreflexe hypertrophiert und die übrigen zum kranken Gefüge gehörenden, also die Angst-, Schmerz-, Trauer- und Freudereflexe in ihrem Infantilismus relativ stark hungerhaltig, somit in ihrer biologischen Eigenart nicht ausgeprägt; das Analoge gilt für die übrigen Arten der Neurose. Alle kranken Funktionen, also auch Ausdrucksweisen verlaufen gemäß der je spezifischen Periodik in mehr oder minder hohen, immer krampfigen Intensitäten (Wellen), so daß die Symptome und Beschwerden (d. s. die bewußten Symptome) der Heftigkeit nach schwanken, der Patient zeitweise sogar „gesund“ erscheinen kann, aber niemals gesund ist. Nach den besonders auffälligen Stauungsgefühlen Haß (gestauter Hunger) und Ekel (gestaute Freude, Übersättigung) sprechen wir von Haß- und Ekelneurosen. Mischneurosen sind die Neurosen, bei denen Mischgefühle wie Zorn (angsthaltiger Haß), Neid (hunger-angsthaltiger Schmerz), Ärger (schmerzhaltige Trauer), Reue (angsthaltige Trauer) usw. dominieren, also Zorn-, Neid-, Ärger-, Reueneurosen usw. Kombinierte Neurosen sind a) solche Neurosen, bei denen mehrere Gefühlsspezies hypertroph und zwar die eine haupt-, die andere oder die anderen nebenhypertroph sind, z. B. Hunger-Angst- oder Trauer-Freude- oder Angst-Schmerz oder Angst-Schmerz-Trauerneurose usw. (Mehrzahl aller Neurosen); b) solche Neurosen, bei denen Trophose und Genose zugleich besteht: Trophogenosen bei Überwiegen der Trophose und Genotrophosen bei Überwiegen der Genose; übrigens kommen bei jeder Trophose genische, bei jeder Genose trophische Begleitsymptome vor. Die Hunger- und die Angstneurosen sind die schizoiden, die Trauer- und die Freudeneurosen sind die zykloiden Neurosen, die Schmerzneurosen gehören zu beiden Gruppen; wir sprechen also von Schizoidie und Zykloidie (bei den Phrenosen [den sog. Psychosen] analog von Schizophrenie und Zyklophrenie).

Bei jeder Neurose finden sich Perversionen, assoziative Fehlleitungen, „Verdrehtheiten“ innerhalb des kranken Gebietes sowie zwischen den kranken und den gesünderen Gebieten. Sie kennzeichnen sich als dislokative Zuordnungen; hierbei sind (normale) Hauptwege zu Nebenwegen geworden und umgekehrt. Wir unterscheiden a) die endotrophische Perversion: Fehlleitungen innerhalb der Trophik, also der Ernährung, der Arbeit und des (trophischen) Spieles-Sportes, b) die endogenische Perversion: Fehlleitungen innerhalb der Platonik und der Sinnlichkeit sowie zwischen beiden Gebieten, c) die trophisch-genische Perversion: trophische Hypertrophie mit Fehlanschlüssen an hypertrophierte RSe im Gebiete der Platonik und-oder der Sinnlichkeit, Einmischung trophischer Hyperfunktionen in genische Situationen, d) die genisch-trophische Perversion: genische (platonische und-oder sinnliche) Hypertrophie mit Fehlanschlüssen an hypertrophierte RSe im Gebiete der Trophik, Einmischung genischer Hyperfunktionen in trophische Situationen.

Alle normalen und abnormalen Erlebnisse sind Hunger-Angst-Schmerz-Trauer-Freudereihen. Die Richtung, in der die fünf Stadien jedes Erlebnisses ablaufen, nenne ich die Erlebnisachse. Das normale Erlebnis geht vom normalen Hungerstadium (Anfang) aus und kommt über die Angst-, Schmerz-, Trauerstadien zur normalen Freude, zum normalen Ziele, Ende, Erfolg. Die fünf Stadien sind ungefähr gleichmäßig — mit normaler Variationsbreite —, so daß wir vom gesunden Hunger-, Angst- usw. Menschen sprechen je nachdem, welches Stadium — eben im Rahmen der normalen Variationsbreite — überwiegt und die anderen nuanciert. Die neurotischen Erlebnisse haben — je nach dem Gange der Assoziationen, der Struktur — eine normnahe, pseudonormale oder eine normferne Erlebnisachse. Im ersteren Falle kommt der Neurotiker zum normnahen („äußerlich normalen") Ziele, aber mit zuviel Aufwand im Stadium oder in den Stadien der Hyperfunktionen. In andern Fällen umgeht er die „eigentliche" Schwelle (das Schmerzstadium) in weitem oder engerem Bogen, überschreitet also eine normferne Schwelle und biegt dann zum normnahen Ziele ein oder gelangt zu einem normfernen Ziele. In wieder anderen Fällen kommt der Neurotiker zur normnahen oder normfernen Schwelle, nicht aber darüber hinaus, sondern biegt nach rückwärts-seitwärts zu einem normfernen Ziele ab. Analog variiert die Erlebnisachse bei den kombinierten Neurosen. Alle kranken Erlebnisachsen sind „irrig", der Kranke ist irre, verwirrt, verirrt; auch falls er zum normnahen Ziele kommt, ist doch der übertriebene Aufwand „irrig", ein pathologischer Irrtum (der also vom normalen Irrtum zu unterscheiden ist). Normferner als beim Neurotiker sind die Erlebnisachsen beim Phrenotiker, der somit rechtens „irre" heißt und notfalls in die Irrenanstalt kommt. Bei alledem handelt es sich nicht um „psychische" oder „psychogene Wirkungen", sondern um pathobiologische Strukturen.

Im folgenden skizziere ich kurz die Erlebnisweisen der Grundformen der Neurose.

## A. Das hungerneurotische Erlebnis

Hungergefühlsneurose: übersteigertes Hungergefühl („Hunger" wie stets im weitesten Sinne, also svw. Wunsch, Wille, Verlangen usw.), Gier, die übrigen Gefühle des kranken Gefüges relativ stark hungerhaltig, so daß eine echte Freude nicht erreicht wird, der Patient in seiner „ewigen" inneren Unruhe unbefriedigt, leer, kalt bleibt (vgl. „So tauml' ich von Begierde zum Genuß, und im Genuß verschmacht' ich nach Begierde"). Auch die Ausdrucksweisen stehen „im Zeichen des Hungers":

es überwiegt die krampfige Einstellung der beteiligten inneren Organe-Organteile (Muskeln, elastische Fasern, Gewebszellen, Drüsen) auf die Hungerweite in mehr oder minder heftiger Weise je nach der Funktionsintensität, die periodisch schwankt. Die Drüsenin- und -sekrete sind spezifisch-abnorm zusammengesetzt (Hungersäfte) und relativ reichlich: krampfige Kontraktion besonders der Drüsenkörper. Das Füllmaterial ist analog abnorm: durchfällig, es bewegt sich zu rasch. Statur lang aufgeschossen, vornüber gebeugt; mager auch „hinter" regionären Fettdepots (als Ablagerungsstätten unverbrauchter Stoffe), die oft plötzlich schwinden.

Hungergegenstandsneurose: Patient erlebt innerhalb seines kranken Bezirkes vorwiegend hungergefühlige, also runde, leere Anordnungen von infantilistischer Beschaffenheit (chaotisch - gespenstisch), die andersgefühligen Anteile der kranken Erlebnisse sind relativ stark hungerhaltig, und die gesünderen Erlebnisse sind nach der Art der kranken Strukturen nuanciert. So sieht sich Patient „immer dem Nichts gegenüber" in Ernährung-Beruf oder in der Liebe, je nachdem ob er trophisch oder genisch krank ist, „die Welt gilt und gibt ihm nichts", alles Streben führt zu nichts, was erreicht wird, ist ja doch nichtig, „suchet, so werdet ihr nicht finden" usw. Ausdrucksorgane der kranken RSe sind die zugeordneten Skelettmuskeln (die langen Verengerer-Beuger), man nennt ihre Aktionen Sucht: Fernsucht (Wander-, Reisesucht), Freßsucht, Arbeitssucht, Liebessucht, Nikotin-, Morphiumsucht, Habsucht, Ehrsucht, Machtsucht usw. Unstet und flüchtig, fahrig, ungehemmt, überstürzt, unbändig, ungestüm, fanatisch, draufgängerisch, glücklose Hast, gehetzter Hetzer, verfolgter Verfolger usw. (Fliegender Holländer).

Hungerbegriffsneurose: Hypertrophie hungergefühliger Begriffsreihen, Erinnerungen an Gier-Suchterlebnisse, Gedankenjagd in weiten, leeren Kreisen, ab- und ausschweifend, rast- und ruhelos bei Tag und oft auch bei Nacht, ergebnislos (d. h. jedes Ergebnis ist als hungerhaltig „nichtig"), Plänemacher ohne Erfüllung, oft systemisierte Hirngespinste, neurotische Wahnideen. Denksucht.

Die Beschreibung des Neurotikers kennzeichnet sich als infantilistisch damit, daß sie wie das Erleben „prinzipiell" ist, also das Allgemeine (Chaotisch-Diffuse), das Dämonistisch-Gegensätzliche, das Primitiv-Zweifelige der frühkindlichen Weltanschauung zum Ausdruck bringt, einassoziiert in reifere Entwicklungsstufen des Beschreibens. So ergeht sich der Hungerneurotiker in Gemeinplätzen, allgemeinen Redensarten, Plattheiten, Großsprechereien, hohlen, leeren, nichtssagenden, ab- und ausschweifenden, den „Kernpunkt" in weitem Bogen umhastenden Phrasen, Wortsalat, Wortdurchfall, Redesucht. Stimme hohl, leer, aufgebläht, oft roh, brutal, oft elegant-rhetorisch, immer unerbittlich, kompromißlos, programmatisch, oft faszinierend, mitreißend, verblüffend („Gemeinplätze" gelten eben immer „allgemein" wie Programme, Richtlinien, Grund-sätze). Der Hungerneurotiker weiß alles und nichts: vor allen

Einzelheiten reißt er aus, sie sind seine Todfeinde, und so weiß er auch nicht, daß der Sinn seines kranken Denkens und Tuns Unsinn ist und wie dieser Unsinn zu beschreiben ist (nämlich primitiv-dämonistisch).

Die Weltanschauung des Hungerneurotikers ist die nihilistische: sein Erleben und Beschreiben ist, selbst nichtig, vernicht(s)end, und auch die reiferen Bezirke stehen im „Zauber" des „absoluten Nihil", der schärfsten Form der Verneinung, werden also nihiliert, ins Nichts einchaotisiert vernicht(s)et. Vgl. „Alles, was entsteht, ist wert, daß es zugrundegeht, drum besser wär's, daß nichts entstünde". Der Hungerneurotiker ist der Weltvernichter; dabei kommt es ihm nicht auf „die Materie" an, sondern auf die feindliche Dämonie, die vermeintlich in ihr waltet und die zu bannen er „berufen" ist — notfalls unter Vernichtung des Hauses, in dem der Feind wohnt.

### B. Das angstneurotische Erlebnis

Angstgefühlsneurose: übersteigertes Angstgefühl, Überängstlichkeit, die übrigen Gefühle des kranken Gefüges relativ stark angsthaltig, so daß der Patient in seiner „ewigen" inneren Bangigkeit, unruhigen Spannung, Beklemmung, seinem prinzipiellen Mißtrauen und Argwohn unbefriedigt, unzufrieden, leer und kalt bleibt. Auch die Ausdrucksweisen stehen „im Zeichen der Angst": es überwiegt die krampfige Einstellung der beteiligten inneren Organe-Organteile auf die Angstenge bis zum Verschluß. Die Drüsenin- und -sekrete sind spezifisch-abnorm zusammengesetzt (Angstsäfte) und relativ spärlich: krampfige Kontraktion der Drüsenöffnungen, bei Lösung des Krampfes oft durchfälliges Abfließen der Säfte. Verstopfung, Stauung, Schwellung, Entzündung, Geschwürsbildung usw., Füllmaterial angehalten, gehemmt, oft durchfällig. Statur kleiner, enger, dünner als die des Hungermenschen; mager auch „hinter" regionären Fettdepots.

Angstgegenstandsneurose: Patient erlebt innerhalb seines kranken Bezirkes vorwiegend angstgefühlige, also eng-runde, leere Anordnungen von infantilistischer Beschaffenheit, die andersgefühligen Anteile der kranken Erlebnisse sind relativ stark angsthaltig, und die gesünderen Erlebnisse sind nach der Art der kranken Strukturen nuanciert. So sieht sich Patient immer bedroht, verfolgt, gehemmt, umstellt, eingekesselt, um- und gefangen, seine Welt ist mit Brettern vernagelt, und im engen Kreis irrt er unstet und flüchtig, zitternd und bebend, zögerlich und gelähmt umher. Ausdrucksorgane der kranken RSe sind die zugeordneten Skelettmuskeln (die kurzen Verengerer-Beuger), man nennt ihre Aktionen Scheu: Fernscheu (Wander-, Straßen-, Reisescheu), Menschenscheu, Eßscheu, Arbeitsscheu, Liebesscheu usw.

Angstbegriffsneurose: Hypertrophie angstgefühliger Begriffsreihen, Erinnerungen an gegenständliche Angsterlebnisse, Gedankenflucht im engen Kreise um den „Kernpunkt" (die Schwelle) herum, oft systemisierte neurotische Wahnideen. Denkscheu.

Die Beschreibung des Angstneurotikers: übervorsichtig, zurückhaltend, vorbehaltlich, stammelnd-stotternd, verstockt-verschlossen, verlogen, schwankend, sprunghaft, aufsässig-unterwürfig, gemeinplätzig, vor Einzelheiten ausweichend. Stimme bang, gepreßt, verhalten.

Die Weltanschauung des Angstneurotikers ist die negativistische: er lebt in der Allmacht des Nein, und sein absolutes Nein bezieht auch die gesünderen Bezirke in sich ein, negativiert sie. Der Angstneurotiker ist der Weltverneiner; mit seinem Nein bannt er die vermeintlich in der Welt waltende feindliche Dämonie, die ständig drohende Lebens-Todesgefahr, und mit diesem Nein ist auch die materielle Welt, das Physische schlechthin, „das Weltliche" gemeint.

## C. Das schmerzneurotische Erlebnis

Schmerzgefühlsneurose: übersteigertes Schmerzgefühl, Überschmerzlichkeit, Überempfindlichkeit, Reizbarkeit; „alles tut innerlich weh", lokalisierte Schmerzen wie Kopf-, Magen- usw., Nerven-, Muskel-, Gelenk-, Haut-, Haar- usw. Schmerzen. Auch die Ausdrucksweisen stehen „im Zeichen des Schmerzes": es überwiegt die krampfige Einstellung der beteiligten inneren Organe-Organteile auf die Schmerzenge, Zudrehen der Schwelle bis zum Verschluß oder beginnendes Aufdrehen, oft in rhythmischem Wechsel. Drüsensäfte spezifisch - abnorm zusammengesetzt (Schmerzsäfte) und spärlich, bei Aufdrehung reichlicher (z. B. Weinen). Verstopfung usw. wie bei Angstneurose, bei Aufdrehung Absickern gepreßt-gedrehten Füllmaterials, bei Nachlassen des Krampfes „Lösung" der Anschoppung (z. B. bei der Entzündung). Statur ähnlich der des Angstmenschen, nur in der Art des Verzerrt-Dreherischen, Überzierlichen.

Schmerzgegenstandsneurose: Patient erlebt innerhalb seines kranken Bezirkes vorwiegend schmerzgefühlige, also eng-gedreht-verdrehte Anordnungen von infantilistischer Beschaffenheit, die andersgefühligen Anteile des kranken Erlebnisses sind relativ stark schmerzhaltig, und die gesünderen Erlebnisse sind nach der Art der kranken Strukturen nuanciert. So sieht sich Patient immer in der Klemme, im Gefecht, in Schwierigkeiten, Widerwärtigkeiten, Prüfungen, Peinlichkeiten usw., er ist „ewig" angegriffen-aggressiv, sein „Lebenselement" ist der K(r)ampf, besonders gegen die fein-feinsten „Unheimlichkeiten". Ausdrucksorgane der kranken RSe sind die zugeordneten Schrägmuskeln des Skeletts, ihre Aktionen sind Übereifer: Drehereien, Verdrehtheiten, Windungen, Zerrungen, Störungen-Zerstörungen, Sticheleien usw., auch in der Art des Überfleißes, der wie alles neurotische Tun leerläufig, unecht ist, nicht auf die produktive Lösung von menschlichen Aufgaben, sondern auf die „Bannung" ihrer „Dämonie" abzielt.

Schmerzbegriffsneurose: Hypertrophie schmerzgefühliger Begriffsreihen, Erinnerungen an gegenständliche Schmerzerlebnisse, Grübelei,

Fragezwang, Pedanterie, Skrupelei, Gewissenspein, Kritizismus ohne positives Ergebnis. Denkübereifer.

Die Beschreibung des Schmerzneurotikers: überstreng, pedantisch, zugespitzt, verdreherisch, fechterisch (widersetzlich-nachgiebig), rechthaberisch, kritizistisch, logizistisch, splitterrichterlich, stechend-stichelnd. Stimme spitz, schneidend, scharf, grell, schrill.

Die Weltanschauung des Schmerzneurotikers ist die severistische (severus streng, hart, grausam): er lebt im steten Kampfe mit der Welt, mit dem Schicksal, mit feindlich-dämonischen Mächten, die sich auch in die Minima verstecken und dort eben zerstört werden müssen, wobei notfalls das Versteck mitzerstört wird, er lebt in der Schwelle, im Übergange vom Nein zum Ja, und sein absolutes Nein-Ja bezieht auch die gesünderen Bezirke in sich ein, severiert sie. Der Schmerzneurotiker ist der Weltschmerzler, der Weltzerstörer: es gibt nur Leid in der Welt, und ER muß es auf sich nehmen, das ist seine Mission, er muß „den Geist der Zerstörung" bannen und dabei die Welt zerstören, er ist der gepeinigte Peiniger, der gequälte Quäler, und er duldet wie jeder andere Neurotiker keinen Gott neben sich.

### D. Das trauerneurotische Erlebnis

Trauergefühlsneurose: übersteigertes Trauergefühl, Gefühl des Stückseins, des Verlassen-Verlorenseins, der Niedergeschlagenheit (Depression), Übertraurigkeit, mehr lokalisiert oder diffus, „alles innerlich tot", die übrigen Gefühle des kranken Gefüges relativ stark trauerhaltig, auch die reiferen Gefühle trauernuanciert. Die beteiligten kranken Organe überwiegend in krampfiger Erweiterung: spastische Kontraktion der kurzen Längsfasern. Die Drüsensäfte spezifisch-abnorm zusammengesetzt (Trauersäfte) und relativ spärlich. Die Bewegungen träge, matt, stückhaft, Statur untersetzt, gedrungen, kurz, gedrückt, pastös bis fett (Trauerspeck).

Trauergegenstandsneurose: Patient erlebt innerhalb seines kranken Bezirkes vorwiegend trauergefühlige, also kurze gerade Anordnungen (Stücke, Trümmer) von infantilistischer Beschaffenheit, die andersgefühligen Anteile des kranken Erlebnisses sind relativ stark trauerhaltig, trümmer-, kümmerlich, und die gesünderen Erlebnisse sind nach der Art der kranken Strukturen nuanciert. Die Welt ist dem Untergange geweiht und schon untergegangen, es gibt nur Mißerfolge, alles ist aussichtslos, gleichgültig, lohnt nicht der Mühe. Ausdrucksorgane der kranken RSe sind die zugeordneten kurzen Längsmuskeln des Skeletts, ihre Aktionen sind kurzstreckige, langsame beginnende Erweiterungen-Streckungen, schwerfällig, pomadig, phlegmatisch, Trägheit.

Trauerbegriffsneurose: Hypertrophie trauergefühliger Begriffsreihen, Erinnerungen an traurige gegenständliche Erlebnisse, stückhaft-träge dahinschleichende Gedanken. Denkträgheit.

Die Beschreibung des Trauerneurotikers: wortkarg, kurze, plumpe, träge Satzstücke, jammer-kummervoll, verzichtlerisch. Stimme matt, dumpf-stumpf, tragisch-träge.

Die Weltanschauung des Trauerneurotikers ist die pessimistische: er lebt in einer Welt der Trümmer, die er traurig bejaht, sie ist da, aber eben als Trümmerhaufen, Ansammlung gleicher und gleichgültiger Stücke, nie ein Ganzes, und nur die Dämonie der Trauer verhütet die völlige Vernichtung-Zerstörung. Pechvogel, Schwarzseher: auch das Rosige ist „eigentlich", „dahinter" schwarz, nur ein Trugbild. Das traurige Ja bezieht auch die gesünderen Bezirke in sich ein, pessimiert sie. Der Trauerneurotiker ist der Weltzertrümmerer.

### E. Das freudeneurotische Erlebnis

Freudegefühlsneurose: übersteigertes Freudegefühl, Gefühl des Ganz-, Vollendet-, Gehobenseins, der Größe und Übergröße, Überfreude, die übrigen Gefühle des kranken Erlebnisses relativ stark freudehaltig, auch die reiferen Gefühle freudenuanciert. Die beteiligten kranken Organe überwiegend in krampfiger Vollerweiterung: spastische Kontraktion der langen Längsfasern. Die Drüsensäfte spezifisch-abnorm zusammengesetzt (Freudesäfte) und relativ reichlich aus der Überfülle abfließend. Die Bewegungen überflott, großlinig, Statur groß, aufgerichtet, wohlgenährt bis fettleibig, prall-glatt, Überturgor.

Freudegegenstandsneurose: Patient erlebt innerhalb seines kranken Bezirkes vorwiegend freudegefühlige, also lange gerade Anordnungen von infantilistischer Beschaffenheit, die andersgefühligen Anteile des kranken Erlebnisses sind relativ stark freudehaltig, also größenhaft, und die gesünderen Erlebnisse sind nach der Art der kranken Strukturen nuanciert. Die Welt ist immer vollendet, „die beste aller möglichen Welten", es geht immer alles gut, bestens, der Anfang garantiert den Erfolg, Schwierigkeiten gibt es nicht. Ausdrucksorgane der kranken RSe sind die zugeordneten langen Längsmuskeln des Skeletts, ihre Aktionen sind überflott, beschwingt, großspurig sich vollendende Erweiterungs-Streckungen. Überschwang.

Freudebegriffsneurose: Hypertrophie freudegefühliger Begriffsreihen, Erinnerungen an gegenständliche Freudeerlebnisse, heiter hüpfendes Dahinschweben der Gedanken, heitere Ideenflucht, Größenideen, Selbstverherrlichung, immer fertig-erfolgreich im geradlinigen Ablauf der Gedanken. Denküberschwang.

Die Beschreibung des Freudenneurotikers: großzügig, redselig, großsprecherisch, enthusiastisch, in „ewigen" Erfolgen schwelgend, albernläppisch, Witzelei. Stimme volltönend, überlustig.

Die Weltanschauung des Freudeneurotikers ist die optimistische (im Sinne des Überoptimismus): er lebt in einer Welt des Glückes, die er freudig bejaht, er ist der Glückspilz, Fortuna ist ihm hold — aber was wird, wenn sie sich einmal von ihm wendet? er braucht nichts zu tun, alles fällt ihm in den Schoß, aber „kann" er etwas? ist sein „ewiges" Glück nicht eines Tages sein Unglück? Aber wozu die schwarzen Gedanken — auch das Schwarze ist „eigentlich" rosig. Das freudige Jawohl bezieht auch die gesünderen Bezirke in sich ein, optimiert sie. Der Freudeneurotiker ist der Welterbauer, der Weltvollender.

Die Misch- und Stauungstypen ergeben sich aus den Grundtypen, ebenso die Typen der kombinierten Neurosen. In jedem Falle stimmen Konstitution, Weltanschauung, Charakter und Temperament zusammen, also auch typologisch. Die Symptomatologie konnte hier nur kurz angegeben werden; Ausführliches in meinen Büchern. Die Typologie der Neurosen gilt auch für die normferneren Leptosen, die Phrenosen.

## 4. Kapitel

# Die Neurose als Volksseuche

Die Keimzelle als Ganzes ist die Anlage des Individuums, das sich aus ihr entwickelt. Gesunde Eltern gründen gesunde, kranke Eltern kranke Keimzellen, d. h. die Keimzelle als Ganzes ist die Anlage des gesunden bzw. des kranken Individuums. An der Anlage ist die Krankheit noch nicht erkennbar; man kann sie erst erkennen, nachdem sie manifest geworden ist. Das Manifestwerden ist ein rein biologischer Vorgang, nicht verursacht durch innere oder äußere „Faktoren"; die Umstände, unter denen eine Krankheit manifest wird, sind nicht ihre Ursachen, ebensowenig verursacht ein Symptom das andere, es gibt realiter nur genetische Zusammenhänge. Krankheit kennzeichnet sich als Entwicklungsdifferenz: das kranke Gewebe, die kranken Funktionen sind auf infantiler, besonders frühinfantiler Entwicklungsstufe verblieben und ausgewuchert, während sich die übrigen Gewebe, die übrigen Funktionen höherentwickelt haben.

Das Einzelwesen ist niemals „einzeln" in dem Sinne, daß es nicht in einer Umgebung lebt; es schwebt nicht im Nichts. Der Mensch lebt immer in einer (seiner) Gemeinschaft, er ist ein zoon politikon. Die Gemeinschaft ist genetisch nicht über die Entstehung der Einzelwesen, die sie bilden, hinaus zurückzuführen; der Mensch ist immer von seinen Eltern gezeugt, Menschen waren immer und werden immer sein — und so auch „die Welt", nämlich die Welt jedes Einzelnen, sein Bewußtes als Funktionseigentümlichkeit seiner Denkzellen. Die Schöpfung der Welt aus Nichts, des Menschen aus Erde und Odem ist ein primitives, die Deszendenztheorie ein wissenschaftliches Märchen. Die Phylogenese ist die syllogistische Analogie zur Ontogenese (das biogenetische Grundgesetz in psychobiologischer Fassung)[1]. In diesem Sinne entspricht die Lebenskurve des Einzelwesens (E- und Involutionsstrecke, Zeugung-Aufstieg-Sterben) der Lebenskurve seiner Gemeinschaft; auch die Völker werden

[1]) Die Tatsache, daß der menschliche Embryo im Fruchtwasser lebt, ein Kiemenstadium aufweist, daß der Foetus geboren wird, das Kleinkind zunächst auf allen Vieren kriecht usw., beweist nicht, daß der Mensch „dereinst" ein Fisch bzw. ein Lurch bzw. ein Vierfüßer war. Die Analogien zwischen Mensch, Tier usw. beweisen nicht genetische Zusammenhänge zwischen ihnen. Die Übertragung ontogenetischer Daten auf die Phylogenese ist unzulässig. Der Mensch war immer Mensch.

und vergehen, sie entwickeln sich aus den Keimen vorangehender-sterbender Völker, geben selber Keime (Auswanderer) zu neuen Völkern ab und sterben.

Die Psychobiologie nennt die Lebenskurve des Volkes seine Kulturperiode: sie steigt aus dem Primitivstadium, das sich an den Ausgang der vorigen Kulturperiode anschließt, bis zum (je spezifischen) Höhepunkte auf und fällt dann wieder ab bis zum Ende, an das sich eine neue Kulturperiode anschließt. Weltanschaulich ist das primitivste Stadium des Einzelnen wie der Gemeinschaft das Chaos, das Ungeschiedene (s. Kap. 1), in dem es Gegensätze, Unter- und Verschiedenheiten noch nicht gibt. Aus dem primären Chaos differenziert sich allmählich die Welt der Gegensätze, Unter- und Verschiedenheiten heraus, das Chaos wird zum Kosmos, die Natura zum Mundus, das Weltall zur Weltordnung. Zunächst ent-zweit sich die alleine Welt, sondern sich Ich und Du (Kind und Mutter), und die Dus, die Einzelheiten, die Eigenschaften und Funktionen, ihre Klassifikationen nach Art, Richtig und Falsch, Gut und Böse, Schön und Häßlich, letztens Gesund und Krank mehren sich und prägen sich aus und gewinnen hierbei, wie das Ich auch, immer höhere Entwicklungsstufen gemäß der Differenzierung der Hirnrinde als des Organs des Bewußtseins, bis der (je spezifische) Höhepunkt der Lebenskurve erreicht ist. Dann setzt die Involution ein, sie endet im ultimären Chaos, das Einzelwesen wie (zu ihrer Zeit) die Gemeinschaft stirbt, aber neues Leben blüht aus den Ruinen, an das ultimäre Chaos schließt sich ein neues primäres Chaos an, und die Entwicklung beginnt von neuem. Während die Kulturperiode des einen Individuums, der einen Gemeinschaft beginnt, haben andere Individuen, andere Gemeinschaften höhere Kulturstufen erreicht oder befinden sich im Abstieg; niemals war oder wird sein „die ganze Welt" chaotisch oder auf einheitlichen Kulturstufen, die Welt ist immer die Welt des Einzelwesens, der einzelnen Gemeinschaft, sie ist zunächst allemal klein, erweitert sich dann und schmilzt wieder ein, und nur die Welten der Einzelnen lassen sich zusammenfassend-abstrakt als „die Welt" bezeichnen. Genaues s. in „Psychobiologie der Kultur" im 4. Bd. des Lehrbuchs der Psychobiologie; vgl. auch E. Gerfeldt, Kulturbiologie.

Das Chaos ist also die Anlage zur Differenzierung; Differenzierung ist ja, wie der Name sagt, die Herausbildung von Unterschieden. Ebensowenig wie die andern Gegensätze gibt es im Chaos die Unterscheidung Gesund und Krank. Auch dieser Gegensatz tritt erst bei hinreichender Differenzierung auf. Wir erkennen, daß auch die Krankheit angelegt, zunächst latent (Disposition) ist, dann manifest wird. Die primitive Gemeinschaft, die in ihrer chaotischen Zeit Gesund und Krank noch nicht unterscheidet, setzt sich für den Kulturmenschen aus gesunden und latent- oder schon manifest-kranken Einzelwesen zusammen; sofern sich schon manifeste Krankheit vorfindet, ist sie eine primitive Form. Mit steigender Kultur differenziert sich auch die Klassifikation Gesund und Krank, wird die

Entwicklungsdifferenz Krankes : Gesundes bei den kranken Einzelwesen der Gemeinschaft immer größer, werden die Krankheitsarten und die Symptomatik der einzelnen Krankheiten immer zahlreicher, und in gleicher Weise differenziert sich die primitive Therapie und Prophylaxe (Volksmedizin) zu den ausgegliederten Formen höherer und hoher Kulturstufen (gelehrte Medizin). Das Wort „krank" (zu gotisch crincan fallen, sich legen) bedeutet ursprünglich auch nur svw. hinfällig, also wer fällt, liegt, ist krank, es konnte und kann natürlich auch ein (für uns) Gesunder hinfallen, liegen; vgl. griechisch klinein fallen, legen, sich legen, kline Lager, Bett, Klinik Betten-, Krankenhaus, einst Sterbehaus, koime Bett, koimeterion Friedhof. Der Primitive, der liegt, ist krank und „tot", magisch tot (vgl. morbus, moribundus, mors, morpheus usw.), „Dämon Tod" hat ihn hingestreckt, zur Strecke gebracht, er steht dann wieder auf, hat den Dämon Tod überwunden, ist auferstanden, ist gesund, d. h. seiend, also lebendig; analog sich hinlegen - schlafen - erwachen - wachsein - aufstehen. In dieser (magischen) Art erleben auch unsere Kleinkinder, und wir sagen ganz allgemein: der X liegt schon seit vier Wochen, d. h. er ist krank. Erst später nimmt das Wort „krank" die besondere Bedeutung „abnorm" an, wie sie jetzt gültig ist. (Über Bedeutungswandel s. 3. Bd. des Lehrbuchs der Psychobiologie, betitelt „Die Psychobiologie der Sprache".)

Es ist also nicht so, daß „die Krankheit" als eine dämonische Macht die gesunden Menschen „angefallen" hätte oder heute den gesunden Menschen „anfiele" (vgl. Anfall, Krankheitsfall usw.), daß also die Kultur dieses „Verhängnis" über die Menschen gebracht hätte, sondern realiter hat es immer Gesunde und Kranke gegeben und entwickelt sich immer die Krankheit aus der Anlage, die von den elterlichen Keimlingen gegründet wurde und ihr biologisches Symbol, also Erbmasse kranker Eltern ist. Auch hier erweist sich der Ursächlichkeitsglaube als dämonistische Deutung. *Die Kultur ist nicht die Ursache der Krankheiten*, wohl aber differenzieren sich mit steigender Kultur auch die Krankheiten aus — derart, daß jede Kulturepoche ihre Krankheiten hat und so auch ihre Therapie und Hygiene.

Die primitive Gemeinschaft ist *flächenhaft*, eine Zelle mit dem Kern in der biologischen Mitte. Dieser Kern hebt sich bei steigender Kultur mehr und mehr von der Basis ab und empor, es bildet sich eine *Pyramide* heraus, die um so höher und reicher gegliedert ist, je höher die Kulturstufe, es sondern sich die Basis- von den Mittel- und Spitzenschichten (Ständen) im Zusammen der Gemeinschaft, die mehr und mehr zur Gesellschaft wird. Hierbei nimmt die Zahl der die Gemeinschaft bildenden Einzelwesen ständig zu bis zum Höhepunkte der Kulturperiode, dann beginnt sie abzusinken, wie die pyramidische Struktur der Gesellschaft abzusinken beginnt — bis zur *ultimären Fläche*. Alle *Kultur* ist *vertikal*, alle *Natur* (im Sinne von Primitivität) ist *horizontal* ausgerichtet. „Horizontale Kultur" ist weder Natur noch Kultur, sondern Krankheit (Infantilismus, Archaismus). Die horizontale Vermehrung — Ausbreitung primitiver Gemeinschaften ist nicht Anstieg der Kultur, sondern bloß Fruchtbarkeit in der Fläche. In der Gesellschaftspyramide ist die Basisschicht generativ am fruchtbarsten, die Mittelschicht ist weniger, die Spitzenschicht am wenigsten generativ fruchtbar; in der Mitte und an der Spitze ist der Lebensraum kleiner. Vgl. proletarii zu proalere aufziehen, die altrömische Bezeichnung der Basisschicht, die „dem Staate mit ihren Kindern dient", mehr genital fruchtbar ist, während die höheren Schichten dem Staate mehr mit ihren Hirnprodukten dienen, mehr genial fruchtbar sind (Genital-, Gehirnzeuger). Die Kurve der Geburtlichkeit läuft parallel zur Kurve der Sterblichkeit. An der kulturellen Entwicklung nimmt immer die ganze Gemeinschaft teil, so daß die Basisschicht der hochkultivierten Gesellschaft höherkultiviert ist als die der Gemeinschaften vergangener Kulturepochen; z. B. die Deutschen sind nicht alte Germanen und können es auch nicht werden.

Jede Kulturstufe sowie jede Schicht der Pyramide hat ihre speziellen Krankheiten. Mit dem Aufstieg der Kultur einer Gemeinschaft finden sich Krankheiten, die vorher den Mittel- und Spitzenschichten eigentümlich waren, mehr und mehr auch in der Basisschicht vor, — wie alle „Prärogative" der höheren Schichten mehr und mehr den unteren Schichten zu eigen werden. Auch dies ist ein biologisches Naturgesetz. Die kulturelle Entwicklung der Gemeinschaft, somit auch der Aufstieg der Basis und besonders ihrer Begabten ist ein stetiger Vorgang, er nimmt periodisch krisenhafte Formen an, und diese können wieder normal oder abnormal sein: normale und abnormale Revolutionen, innere und äußere Kriege. Die normale Revolution ist ein echter Aufstieg und sollte besser Evolution heißen, sie ist progressiv in die Vertikale gerichtet, aufbauend, volksfreundlich, sie wendet vernünftige Methoden an. Die abnormale Revolution ist progressiv in die Horizontale gerichtet, sie reißt ein, sucht die Pyramide einzuebnen, ist volksfeindlich, mag sie sich noch so volksfreundlich gebärden und bei Unkundigen Glauben und Zustimmung finden, sie wendet primitivistische Methoden an, sie wird immer von kranken Individuen, besonders Neurotikern und ihren Gemeinschaften (Sekten) inszeniert und demgemäß von den einsichtigen Gesunden therapeutisch bekämpft, ihre Ziele sind normfern, zum Teil bestenfalls normnahe. So auch der normale und der abnormale äußere Krieg. Der normale Krieg ist die Pubertätsprobe, Kraftprobe der Völker (vgl. duellum — bellum, gleiche Wörter), er führt zu echten Fortschritten, zur echten Versöhnung, zum echten Frieden, der abnormale Krieg „gebiert fortzeugend Böses".

Eine Epidemie und so auch die Neurosenseuche bedeutet nicht, daß eine hochkultürliche Pyramide total zusammenbricht, sondern nur, daß an ihrer biologischen Struktur eine besonders große Anzahl kranker Elemente teilhat. Das Wort „krankes Volk" ist nicht Beweis, daß das ganze

Volk, also sämtliche Volksgenossen krank sind, sondern nur, daß eine relativ große Anzahl krank ist und zwar in der Art der Epidemie. Der Kulturmensch kann nicht wieder primitiv werden — so wenig wie der Erwachsene wieder Kind, der 20 jährige wieder 19 jährig werden kann. Bricht die Primitivität (ein primitives Volk) in die Kultur (ein Kulturvolk) ein, so kann sie nur von den Primitivisten, den Neurotikern Zustimmung finden, der einsichtige Gesunde lehnt sie ab.

Jede Krankheit hat die Eigentümlichkeit zu wuchern, sich in abnormaler Weise auszubreiten (Expansionstendenz). Sie ist der Feind der Gesundheit, während diese mit ihrer Diagnostik, Therapie und Hygiene der Krankheit freundlich zu helfen, sie zu heilen sucht. Der Kampf Gesund: Krank wird seitens der Gesundheit freundlich geführt; der Gesunde kann Gegner, aber niemals Feind sein. Wie weit sich eine Krankheit im Einzelwesen wie in der Gemeinschaft ausbreitet, ist Kennzeichen ihrer Spezifität sowie der Spezifität der Gesundheit; die Spezifität ist eine rein biologische Tatsache. Bei größerer Ausbreitung der Krankheit spricht man von Endemie und Epidemie (Seuche). Hierbei „steckt" nicht der Kranke den Gesunden „an", sondern finden gleichläufige pathologische Entwicklungen bei einer kleineren oder größeren Anzahl von Einzelwesen der Gemeinschaft aus der Latenz in die Manifestanz statt. „Schuld" ist niemand; auch wer schuldhaft handelt, ist nicht schuld an seiner Schuld —, für die er aber einstehen muß nach dem biologischen Gesetz der immanenten Gerechtigkeit. Niemand kann dafür, daß er krank ist, also krank denkt und tut; niemand kann dafür, daß er gesund ist. „Ansteckung" ist ein dämonistisches Wort — aus der Zeit, in der man annahm, der Gesunde könne durch böse Magie, Innen- oder Außenfaktoren, Reize, Mikrobien usw. krank gemacht werden. Dies gilt für die Hadrosen (die anatomischen Krankheiten) wie für die Leptosen (die reinfunktionellen Krankheiten, die sog. psychischen, realiter die neurotischen und die phrenotischen En- und Epidemien).

Jede Krankheit hat auch ihre spezifische Verlaufsweise, jede Welle ist eine Hunger-Angst-Schmerz-Trauer-Freudereihe: Inkubation (Hungerstadium), beginnender Ausbruch (Angststadium), Anstieg bis zum Höhepunkte, der Krisis (Schmerzstadium), Abflauen, Rekonvaleszenz (Trauerstadium), Ausgang in Genesung (Latentwerden) oder Tod (Verklärung, beides Freudestadien). So hat auch eine Massenerkrankung ihren Anfang, Anstieg, Höhepunkt, Abfall und Ausgang, wobei die Krankheitskurven der einzelnen Beteiligten die Gesamtkurve integrieren. Die Seuche kann auch in mehreren Erhebungen und Absenkungen verlaufen, genau wie die Einzelerkrankung. Sie kann ferner periodisch wiederkehren (rezidivieren), wiederum nicht „durch" irgendwelche Umstände, aber immer „unter" gewissen Umständen. Hierbei ist das Ausaltern der Krankheit zu beobachten: auf eine erste oder auf erste stürmische Wellen folgen Wellen von höherer oder geringerer In- und Extensität, bis die Seuche altersschwach wird, in mildere Formen übergeht und schließlich erlischt, ausstirbt (vgl. die Lebensgeschichte der Syphilis, der Pocken, der Cholera, der Pest usw.) — dies unter den Umständen der Therapie und Hygiene.

Jede Kulturepoche hat ihre Krankheiten, auch ihre Seuchen. Sie sterben niemals definitiv aus (die Hoffnung auf ein Zeitalter ohne Krankheit ist utopistisch), wohl aber ändern sie sich altersmäßig und ihrer Art (Symptomatik) nach, an die eine Seuche schließt sich die andere an, sie verlaufen auch nebeneinander und können sich zu Zeiten den Rang streitig machen, z. B. jetzt Tuberkulose-, Krebs- und Neurosenseuche. Für den „Rang" (Ausbreitung, Gefährlichkeit) ist die Sterblichkeit der Kranken gewiß von hoher, aber nicht ausschlaggebender Bedeutung: es stirbt zwar zur Zeit (1950) jeder sechste Deutsche an Krebs, aber die Neurosenseuche hat unter den Gesunden, die im Kampfe gegen sie oder unter ihrer „Herrschaft" den Heldentod fanden, mehr Opfer gefordert als unter den Neurotikern selber.

Die Neurosenseuche, die seit etwa hundert Jahren in allen Kulturländern „herrscht", ist natürlich auch nur eine zeitgemäße Form früherer analoger Epidemien, ich erinnere nur an die Kreuzzüge, besonders den Kinderkreuzzug anno 1212, an die Inquisition, die Hexenprozesse, den Flagellantismus, den Veitstanz, die Absurditäten der Ebelianer u. a. Sekten, „das Fleisch abzutöten" oder den Weltuntergang zu prophezeien usw., den Intolerantismus überhaupt, auch an die zahlreichen kranken inneren und äußeren Kriege, von denen die Geschichte ohne Diagnose berichtet. Neurosen hat es schon immer gegeben, von der Zeit an, in der sich beim Anstieg der Kultur eine hinreichende funktionelle Entwicklungsdifferenz in den so-spezifischen Einzelwesen und Gruppen, also eine disharmonische Weltanschauung, somit ein disharmonisches inneres und äußeres Verhalten herausgebildet hatte. Die primitiven (archaischen, infantilen) Formen des Gemeinschaftslebens sind also nicht krank, sondern krank sind die primitivistischen (archaistischen, infantilistischen) Formen des Gemeinschaftslebens höherer und höchster Kultur, also die Einmischung persistierender und hypertrophierter Reste der primitiven Weltanschauung in höhere Entwicklungsstufen. Primitivität ist nicht Krankheit, Krankheit ist Primitivismus. Je geringer also die Entwicklungsdifferenz, d. h. je niedriger die Kulturstufe, desto weniger auffällig, somit desto schwieriger diagnostizierbar die Neurose. Man hielt sie für Varianten der Norm, verursacht durch Zaubermächte, für Besessenheit, für Heimsuchungen göttlicher oder teuflischer Dämonie, die eben auserwählte-verfluchte gesunde Menschen träfen und ihnen eine besondere Rolle, sogar eine Übernorm zuwiesen. Auch heute noch findet man häufig genug diese Auffassung, ja sie wird nicht selten mit einer Leidenschaftlichkeit vertreten, die selbst zur Neurose gehört, somit eine Art Selbstverteidigung ist. Selbst in weiten ärztlichen Kreisen besteht die Meinung, daß die Neurose überhaupt keine Krankheit, sondern bloß „Einbildung" sei, daß das Wort Neurose am besten aus der Medizin verschwinden, daß man sich jedenfalls um die Neurose nicht kümmern solle, nicht zu kümmern brauche.

Nun, in der neueren Zeit hat die Neurose Formen angenommen, die wenigstens in den gröberen Fällen diagnostizierbar wurden. Im Jahre 1851 gebrauchte Sandras zum ersten Male den Ausdruck „état nerveux", 1860 erschien Bouchuts Buch über den „Nervosisme", 1869 gab Beard dem nun schon mehr umschriebenen Krankheitsbilde den Namen „Neurasthenie", zur gleichen Zeit lieferten Charcot, Bernheim, Boudouin, Coué u. a. wesentliche Beiträge zur Kenntnis der Hysterie, und dann nahmen sich auch deutsche Forscher wie Strümpell, Jolly, Oppenheim, Möbius u. a. dieses Gebietes an, bis dann Freud (in Anlehnung an französische Autoren und an den Wiener Arzt Breuer), Jung, Adler, Stekel und ihre mehr oder weniger selbständigen Nachfolger ihre Auffassungen und therapeutischen Methoden entwickelten. Von der Entwicklung der Neurosenkunde in den USA war S. 9 kurz die Rede. So lange freilich die Neurose als psychische oder psychogene Erkrankung angesehen wird, man also das unerreichbare Metaphysische theoretisch und praktisch zu erreichen trachtet, kurz das Leib-Seele-Problem Gültigkeit beansprucht, bleibt die Neurose ein Rätsel, und hiermit wird die Abneigung weiter ärztlicher Kreise, sich mit diesem Rätsel zu befassen, verständlich. Die letztmögliche Klarheit habe dann ich geschaffen mit der Erkenntnis, daß die sog. seelisch-geistigen Vorgänge und Erscheinungen einschließlich der Entstehung des Bewußtseins realiter Nervenfunktionen, also rein biologisch zu verstehen sind; damit ist die Neurose als rein physische Krankheit nachgewiesen, aus dem Bereich des Unerforschlichen genommen und einer exakten Therapie und Hygiene zugänglich geworden.

Die Zahl der Neurotiker anzugeben, ist mangels einer zuverlässigen Statistik zur Zeit unmöglich. Die Auffassung, daß wir alle mehr oder minder neurotisch seien, ist nur ein Beweis für die Unfähigkeit und Unlust, die Neurose von der Gesundheit diagnostisch abzusetzen; damit wäre auch jede Therapie auszulöschen. Man beruft sich auf den allgemeinen Niedergang der Kultur besonders seit dem Ende der zwanziger Jahre, ich möchte hinzufügen: seit dem Ende des ersten Weltkrieges, der — wie übrigens auch der zweite — seiner Anlage, Durchführung und Beendigung nach ein kranker Krieg war. Indes gehen die aufsteigende und die absteigende Strecke einer Kulturperiode niemals geradlinig vor sich, sondern in Teilkurven, also mit periodischen Absenkungen — so etwa wie ein Gebirge sich aus Bergen und Tälern zusammensetzt, die bis zur höchsten Erhebung ansteigen und von da abfallen. Das Absinken der deutschen Kultur an sich ist noch kein Beweis für den „Untergang des Abendlandes", zumal wir bei den Schwankungen innerhalb der Kulturkurve mit großen Zeiträumen rechnen müssen. Nun ist es nicht immer möglich, das biologische Alter eines Volkes sicher anzugeben; das Kalenderalter braucht nicht mit dem biologischen Alter übereinzustimmen, das letztere aber ist maßgebend, auch im Einzelfalle (mancher ist schon mit 60 Jahren vergreist, mancher erst mit 70 und mehr Jahren). Soviel ich sehe, befinden wir Deutschen uns noch im Aufstieg unserer Kulturperiode, ist also der derzeitige Niedergang nur eine vorübergehende Absenkung im Verlauf des Anstiegs, wobei freilch die korrespondierenden Punkte der Berg- und Talstrecke in den Lebensformen homoanalog sind. Es geht aber überhaupt nicht an, das Absinken der Kultur mit einer allgemeinen Neurotisierung der Gemeinschaft zu identifizieren. Das Auf und Ab in der Kulturkurve ist an sich ein normales Ereignis, es trifft nur in der Gegenwart das Absinken mit der Ausbreitung der Neurose zusammen. Das Aufkommen der jetzigen Neurosenseuche hat ja auch, wie oben gezeigt, schon Mitte des vorigen Jahrhunderts begonnen und hat sich während des Aufstiegs der Kulturkurve bis um 1914 fortgesetzt. Man darf also die derzeit niedrigeren Lebensformen bei aller Ähnlichkeit nicht mit den primitivistischen der Neurotiker verwechseln oder zusammenwerfen.

Der Gesunde ist unter allen Umständen gesund, also auch während eines Niederganges der Kulturkurve. Der Kranke ist unter allen Umständen krank. Es ist eben Fiktion und Irrtum zugleich, Gesundheit und Krankheit als von der Umwelt verursacht hinzustellen. Die Umwelt des Einzelnen ist sein Bewußtes, sein Erlebnis, und das Erlebnis wird natürlich nicht vom — Erlebnis verursacht. Der Gesunde erlebt auch die Umwelt in seiner gesunden Weise, hat eine gesunde Weltanschauung, der Kranke erlebt auch die Umwelt in seiner spezifisch-kranken Weise. Der Gesunde bleibt auch bei widrigen äußeren Umständen gesund, er besteht (nicht bloß: übersteht) alle Schwierigkeiten, er wird auch nicht krank, mögen sich noch so viele Kranke um ihn befinden. Er kann unter keinen Umständen krank denken und tun — oder man müßte alle Erfahrung und alle Logik über Norm und Abnorm beseitigen. Wer krank ist, war es schon ab origine, aber eben zunächst latent. Wer da sagt, er sei immer gesund gewesen und dann durch dies oder jenes Ereignis krank geworden, irrt sich — wie eine derartige ärztliche Aussage irrig ist und nur die Mangelhaftigkeit der individuellen und familiären Anamnese dartut. Qui bene interrogat, bene curat. Der Kranke leidet an seiner Krankheit, der Gesunde leidet unter der Krankheit der andern. Mag also die Neurosenepidemie noch so viele Volksgenossen umfassen, niemals kann sie die Gesunden krank machen, und die Mehrzahl der Volksgenossen ist immer gesund.

Die Erkenntnis von der epidemischen Verbreitung und der Gefährlichkeit der Neurose zu gewinnen, ist in mehrfacher Hinsicht schwierig:

a) Die Neurose tritt auch in normnahen Formen auf, die nur der erfahrene Fachmann in Neurosenkunde diagnostiziert, die dem Unkundigen aber normal erscheinen.

b) Die Neurose wird allzuoft mit der entsprechenden anatomischen Krankheit verwechselt; dies gilt besonders für die Organneurosen, also die reinen Dysfunktionen der inneren Organe.

c) Die Massenhaftigkeit der Neurotiker führt zu dem Fehlschlusse, daß wir alle neurotisch seien, daß die Neurose nur eine Spielart der Norm sei. Damit wird Gesund und Krank heillos vermengt.

d) Viele Neurotiker und zwar besonders die Fanatiker, die irgendwie bei günstiger Konjunktur in hohe und höchste Stellungen hinaufgeschwemmt worden sind wie der Kork auf der Welle (Emporkömmlinge), halten sich für normal, haben also keine Krankheitseinsicht. Andere haben Angst vor der Diagnose, die den für sie unentbehrlichen Nimbus zerstören würde (mit dem Mantel fällt der Herzog). Sie lehnen also die Diagnose cum ira et sine studio ab, halten die Neurosenkenner für höchst gefährliche Leute und suchen sie mundtot zu machen, auch mit dem Hinweis darauf, daß die ganze Neurosenkunde ein nebuloses Gebilde sei, jeder „Fachmann" seine eigne Psychologie und Therapie habe, daß es also diverse gelehrte und ungelehrte Scharlatane gebe usw. Wieder andere stellen die Neurose als ein Auserwähltsein und so als die Grundlage ihrer „Erfolge" hin, wobei sie die Scheinerfolge für echt halten oder anpreisen und auf die Dummheit der Menschen spekulieren. Es kommt hinzu, daß viele Neurotiker den Mittel- und Spitzenschichten angehören und mit über-ragenden Leistungen aufwarten können, die scheinbar von der Neurose nicht beeinträchtigt, ja von ihr erst ermöglicht werden. Man findet nicht selten die Auffassung, daß gerade die Genies allesamt „ein bischen verrückt" seien, ja die Genialität in dieser Verrücktheit bestehe. Tatsächlich gibt es auch gesunde und kranke Genies, und tatsächlich kann auch der geniale Neurotiker nur Krankes und bestenfalls Normnahes leisten und sind die „bedeutenden", ja berühmten Leistungen von Neurotikern hohen Ranges in Wissenschaft, Kunst usw. und leider auch Politik doch nur Legierungen von infantiler Hypertrophie und Hochkultur, wobei die Hypertrophie krampfig bemüht ist, die Hochkultur einzuebnen. Nicht selten täuschen „blendende" Formulierungen, routinierte Technizismen, starr-konsequente Methodiken über den sachlichen Leerlauf, überhaupt den Primitivismus hinweg. Den Kenner führt auch die geniale neurotische Leistung nicht irre; wer aber am Werk die Diagnose nicht stellen kann, muß es an der Person tun, indes gehört auch hierzu oft die eingehende Menschenkenntnis des Psychobiologen.

Aus jahrzehntelangen Erfahrungen und vielen Umfragen darf ich schließen, daß die weitaus größere Anzahl aller Kranken Neurotiker sind. Leider ist die Neurosenkunde auch unter den Ärzten so gut wie eine terra incognita[1]). Noch immer gibt es an keiner Universität einen

[1]) Einer unser führenden Internisten (Univ.-Prof.) erklärte mir kürzlich: „Ich und meine Kollegen haben von der Neurose keinerlei Ahnung". Frage: „Was machen Sie mit Ihren Neurotikern?" Antwort: „Wir spritzen, machen Röntgenbilder usw." Frage: „Sind Sie mit den Erfolgen zufrieden?" Antwort fiel aus. — Einer unserer führenden Chirurgen (Univ.-Prof.) faßte mich an die Schultern, schüttelte mich sanft und sagte ernsthaft-spöttisch: „So heilen wir die Neurosen". So die Lehrer, so die Schüler! In den USA ist Neurosenkunde Pflichtfach für jeden Medizinstudenten.

eignen Lehrstuhl für Neurosenkunde, obwohl dieses Gebiet äußerst umfangreich, diffizil und wichtig ist und als eine spezielle Disziplin weder zur Inneren Medizin noch zur Psychiatrie gehört. Die Feststellung, daß weder der Internist noch der Psychiater noch der internistische Nervenarzt sachverständig in Neurosenkunde einschließlich -therapie sind, tut der Hochachtung vor diesen Disziplinen und ihren Vertretern keinerlei Abbruch, nur muß man nachgerade erwarten, daß sie ihrerseits der Neurosenkunde die ihr zukommende Sonderstellung in Wissenschaft und Praxis zuerkennen und ihre Bedeutung für das private und öffentliche Leben anerkennen. Wie soll der Arzt in Neurosenkunde diagnostisch und therapeutisch Bescheid wissen, wenn doch an den Universitäten diese Disziplin nicht oder nicht ernsthaft, nicht als die exakte Anthropologie gelehrt wird? — Zu den Neurotikern, die in die ärztliche Sprechstunde gehen, kommen noch die zahlreichen Neurotiker, die aus mangelnder Krankheitseinsicht oder Scheu oder Verzagtheit über erfolglose Behandlung den Arzt nicht aufsuchen; ihnen begegnet man auf Schritt und Tritt, nachdem die Neurose aufgehört hat, ein „Vorrecht" der Mittel- und Spitzenschichten zu sein. Man darf aber nicht in den Fehler verfallen, in jeder Variante innerhalb der normalen Variationsbreite schon Neurose zu sehen.

Die allgemeine Notlage „verursacht" nicht die Ausbreitung der Neurose, begünstigt aber die Bildung von Sekten auf religiösem, populärmedizinischem usw., besonders auf politischem (soziologischem, ökonomischem) Gebiete. Um einen „Führer" bildet sich ein Kreis gleichgesinnter Neurotiker, ein Programm, das aller Not Ende verspricht, wird ausgedacht, und dann beginnt gemäß der horizontalen Expansionstendenz alles Pathologischen eine eifrige Aktivität und Agitation für „die Idee" des „Propheten": er selbst und seine Apostel verkünden fanatisch in sturer Wiederholung die absolute Richtigkeit, die Einmaligkeit und Ausschließlichkeit der „Idee" unter Berufung auf die „Mission" oder die „Vorsehung" oder die „übermenschliche Genialität" des Führers. Die Propaganda ist um so erfolgreicher, je größer die Notlage der Masse. Zunächst schließen sich Gleichartig-Kranke an den Kern der Sekte an, und je mehr sie wuchert, desto mehr kommen auch Gesunde zu ihr: von den allgemeinen, somit allemal richtigen Grund-sätzen (z. B. wir müssen alle Kräfte zusammennehmen, Einigkeit macht stark, Arbeit und Brot für alle! u. a. „Schlagworten") bestochen, verfallen sie dem Glauben, es müsse auch alles Übrige der Doktrin und ihrer Praxis stimmen, und was nicht stimme, sei belanglos, Kinderkrankheit, die sich von selbst beheben werde, wenn nur die Grundsätze verwirklicht würden, — das sind die Mitläufer. Sie merken nicht, daß in der Sektenideologie alle Begriffe mit ihrem Gegenteil zusammenfließen, daß in der Sektenterminologie Kultur Chaos, Leben tote Mechanistik, Mensch Maschine, Aufbau Abbau, Freiheit Sklaventum, Freiwilligkeit Zwang, Gehorsam Unterwürfigkeit, Recht Gewalt, Aufklärung Verdunkelung, Treue-Glaube Hinterlist-Verrat, Ehrlichkeit Falschheit,

Wahrheit Lüge, Logik Rabulistik, Gedankenreichtum leere Phrase, Ja Nein und Nein Ja usw. bedeuten, und sie verzichten gern auf kritisches Denken, denn ER denkt für alle, und es lebt sich so bequem im blinden Rausch der Massensuggestion. — Und dann gesellen sich Leute hinzu, die darauf rechnen, daß eine Sekte ihrem Wachstum gemäß allerlei materiellen und personellen Bedarf hat, der am ehesten bei Sektengenossen gedeckt wird: das sind die Geschäftemacher, die Konjunkturritter, die Opportunisten.

Je mehr die Sekte an Ausdehnung, somit an Macht gewinnt, desto mehr offenbart sich ihr Zwangscharakter, sie handelt dann nach der Parole des Radikalismus: „Willst du nicht mein Bruder sein, so schlag' ich dir den Schädel ein" und nötigt mit der Bedrohung der beruflichen und physischen Existenz immer mehr Volksgenossen, ihr wider besseres Wissen und Gewissen beizutreten, sich dem Terror zu unterwerfen und die befohlene Begeisterung zu heucheln. So überwuchert sie als „Volksbewegung" auch andere Sekten, ja sie beschränkt sich nicht auf das Volk, in dem sie entstanden ist, sie hat wie jede Seuche die Tendenz, die Grenzen zu überschleichen und sich mit kaltem oder heißem Kriege die Welt zu erobern. Dabei handelt es sich aber niemals um das Streben nach menschlichen Zielen, sondern stets um den Wahn, das feindliche Schicksal, die feindliche Dämonie, in welcher physischen Form sie sich (vermeintlich) jeweils entgegenstellen mag, mit der eignen Dämonie bannen und so die Welt erlösen zu können und zu müssen, — ohne daß der Neurotiker diesen Sinn-Unsinn seiner Weltanschauung und seines Gebarens zu wissen braucht.

Jede Seuche ist ihrem Wesen nach totalistisch-imperialistisch, sie will herrschen, und sie herrscht insofern, als sich die Gesunden im Sinne der Abwehr nach ihr richten, ihr Rechnung tragen und den von ihr gestifteten Schaden nach Möglichkeit ausgleichen müssen. So hat man in den Kulturländern der Neurosenseuche erhöhte Aufmerksamkeit zugewandt, und es steht zu hoffen, daß mit der Anerkennung und Verbreitung der exakten Neurosenkunde auch die soziale Therapie und Prophylaxe die notwendige Förderung erfahren wird. Der schrecklichste der Schrecken, das ist der Mensch in seinem Wahn.

## 5. Kapitel

# Die Differentialdiagnose Hadrose: Neurose

### 1. Die Aufgabe der Diagnostik

Die Diagnostik hat zu ermitteln, ob die Krankheit eine Hadrose oder eine Leptose ist und welcher Untergruppe dieser Großgruppen sie angehört. Nach der gültigen Lehre ist jedes Symptom zunächst als Anzeichen einer Hadrose aufzufassen und der Kranke daraufhin weiter zu untersuchen; ergibt sich dabei ein „positiver" Befund nicht, so kann dennoch eine Hadrose vorliegen, sie ist nur nach den derzeitigen Mitteln noch nicht nachweisbar. Manche Diagnostiker sagen dem Kranken, er biete keinen „objektiven Befund", sei also gesund, und wenn er sich doch krank fühle, so sei das Einbildung, eine Krankheit sei nicht vorhanden, und er solle sich zusammennehmen und nicht mehr daran denken. Der Blick der Ärzte ist heute noch fast ausschließlich auf die „anatomische Grundlage" der Krankheit gerichtet, und die Diagnose „Neurose", besonders „Organneurose" wird von vielen Ärzten „nur im äußersten Falle" und somit viel zu selten gestellt. So sehr es zu fordern ist, daß der Kranke nach allen Regeln der Kunst untersucht wird, so irrig ist die Auffassung, daß es „im Grunde genommen" nur „organische Krankheiten" gebe, mögen sie auch „seelisch" „verursacht" oder „mitbedingt" sein. Mit „organischen Krankheiten" sind die „anatomischen", die Hadrosen gemeint; sie gehen auch mit funktionellen Symptomen einher, aber aus dem Vorhandensein funktioneller Symptome darf man nicht allemal und ohne weiteres den Schluß ziehen, daß eine anatomische Veränderung sie „mache". Es gibt doch eben reinfunktionelle Krankheiten, die Leptosen (Neurosen und Phrenosen). Bei ihnen nach anatomischen Veränderungen zu suchen, ist natürlich müßig: es sind eben keine (merklichen) vorhanden.

Gibt es aber überhaupt eine Krankheit, bei der man mittels hinreichend verfeinerter Diagnostik nicht wenigstens gewisse Säfteveränderungen vorfindet? Diese Frage muß nach der Erfahrung verneint werden, dazu aber auch die Frage, ob solche Veränderungen nicht allemal als hadrotische oder als Zeichen einer Hadrose aufgefaßt werden dürfen oder müssen. Wie im 2. Kap. Abschn. 2 dargelegt, gibt es reinfunktionelle Geschwülste, Entzündungen, Katarrhe, Schwellungen, Verhärtungen, Stoffwechselstörungen, In-, Se- und Exkretionsstörungen, Blut- und Lymphveränderungen (auch hinsichtlich Hormonbestand) — ja wie soll denn eine Funktionsstörung überhaupt ohne solche mehr oder minder ausgeprägte Veränderungen denkbar sein! Hierfür kann man freilich das volle Verständnis erst bei der psychobiologischen Einsicht in die Struktur und Funktion des Organismus gewinnen. Die Ausdrucksaktionen hypertropher Reflexe sind krampfig; speziell die der sympathischen Angst- und Schmerzreflexe sind mehr oder minder in- und extensive Verkrampfungen, Stauungen, Schwellungen, über- oder untermäßige Abscheidung von In-, Se- und Exkreten, also auch Veränderungen dieser Säfte wie ihres quantitativen Verhältnisses untereinander usw. Auch die reinen Funktionsstörungen der sensorischen und der idealischen Strecken der Reflexsysteme sind immer mit solchen der zugehörigen vegetativen Strecken kombiniert, die freilich vor jenen zurücktreten. Es geht nicht an, alle diese Veränderungen als hadrotisch oder als Symptome der Hadrose hinzustellen. Eine Magenübersäuerung „muß" nicht Symptom eines hadrotischen Magenkatarrhs, eines beginnenden oder fertigen Magengeschwürs sein, ein Magengeschwür „muß" nicht hadrotisch, sondern kann eine Abschilferung von Epithelien sein, Untersäuerung „muß" nicht eine Verödung der Magendrüsen anzeigen; viel häufiger sind Sekretionsstörungen hier wie an andern Organen reinfunktionell, organneurotischer Art. Magen-, Gallen-, Nierenkolik, Appendicitis, Angina pectoris, Dysmenorrhoe usw. usw. sind gewiß viel häufiger neurotischer als hadrotischer Natur und bedürfen dann nicht internistischer bzw. chirurgischer Behandlung, sondern der Neurosentherapie. Die Ansicht, man müsse mit der Diagnose „Neurose" möglichst sparsam sein, ist unzutreffend; man muß im Gegenteil mit der Diagnose „Hadrose" sparsamer und vorsichtiger sein und immer auch an Neurose denken. Der Begriff „objektiver Befund" ist nicht bloß synonym mit „anatomischer Befund"; es gibt auch im Neurosengebiet „objektive Befunde" in Hülle und Fülle, solche, die im Laboratorium und noch mehr solche, die bei der unmittelbaren Betrachtung der kranken Gesamtpersönlichkeit erhoben werden.

Die Norm mit ihrer Variationsbreite ist von der Abnorm mit ihrer Variationsbreite nicht messerscharf getrennt; es gibt Grenzfälle — um so weniger, je eingehender die Diagnostik, je größer die Erfahrung. Es ist ein Irrtum, aus der Tatsache, daß die Grenze Norm:Abnorm fließend ist, zu schließen, daß eine sichere Unterscheidung Norm:Abnorm „im Grunde genommen" überhaupt unmöglich sei. Ferner: viele reinfunktionelle Störungen sind analogen funktionellen Störungen bei Hadrosen ganz ähnlich. Es ist wiederum ein Irrtum, aus diesen Ähnlichkeiten zu schließen, daß man im Zweifelsfalle allemal besser tue, auf Hadrose zu diagnostizieren und hiernach zu behandeln; man muß die Diagnose soweit treiben, daß im Für und Wider die Entscheidung auch auf Neurose fallen kann. Besonders schwierig kann die Diagnose bei Kombination von Hadrose und Neurose sein. Die Diagnostik hat die Gesamtpersönlichkeit in Betracht zu ziehen:

bei hinreichender Sachkenntnis und Erfahrung „sieht" (entdeckt, erfaßt, findet vor) der Diagnostiker im Einzelfalle ganzheitliche Zusammenhänge, die nach ihrer (oft nicht in präzisen Worten angebbaren) Eigenart, Nuance, qualitativ-quantitativen Relation usw. die Differentialdiagnose mit höchster Sicherheit ermöglichen. Die Mitteilungen des Kranken spielen bei jedem guten Diagnostiker eine große Rolle.

## 2. Die Methoden der Diagnostik

A. Das intuitive Verfahren. Die Intuition ist die unmittelbare Betrachtung des Kranken; zu ihr gehört der Vergleich mit andern — gesunden und kranken — Menschen. Es wird so z. B. Körperbau, Ernährungszustand, Hautbeschaffenheit, Haltung, Mimik, Gestik, Gang, Sprechweise usw. erfaßt, und daraus kann oft schon — um so öfter und sicherer, je größer die Erfahrung — die Diagnose gestellt werden. An die Erhebung des intuitiven Status schließen sich die übrigen diagnostischen Verfahren an. Ohne intuitiven Blick ist kein Arzt echter Arzt; dieser Blick kann geradezu „der ärztliche Blick" heißen, er „sieht" mehr als Mikroskop und Röntgenapparat: er sieht den ganzen Menschen.

B. Das physikalisch-chemische (mechanische) Verfahren: Auskultation, Perkussion, Palpation, Prüfung der Reflexerregbarkeit, Wägung, Messung der Größe, des Umfanges, der Kraft usw., Augenspiegeln, Durchleuchtung, Elektrokardiogramm, Mikroskopie, Prüfung der Säfte auf Zusammensetzung, Viskosität, Senkungsgeschwindigkeit usw. Die Organismen können als solche, also unversehrt auch mechanisch studiert werden, sie können aber der mechanischen Analyse nicht unterworfen werden: hierzu ist es nötig, die zu untersuchenden Objekte aus dem organismischen (vitalen) Zusammenhange zu lösen und auf möglichst fixe Form zu bringen, dem Anorganischen möglichst anzunähern, somit zu denaturieren, — dann erst können sie analysiert und können die Ergebnisse in die physikalisch-chemischen Regeln und Gesetze eingeordnet werden. Die Resultate sind interessant und unentbehrlich, aber sie lassen nur logische Schlüsse auf die organischen Vorgänge zu. Das Analoge gilt für die mechanische Synthese: sie kann den Organismus nicht schaffen. Physik und Chemie können den Organismus als solchen niemals erfassen. Die Biologie läßt sich nicht physikalisieren. Physiologie ist nicht Physik. Die Organismen sind nicht mechanische Aggregate von Molekülen und Atomen, sondern Einheiten-Einheitlichkeiten, deren Teile die „Totalqualität", also die biologische Verbundenheit zum Ganzen aufweisen.

Die Tatsache, daß die biologischen Vorgänge physikalisch-chemisch nicht eigentlich erfaßt werden können, berechtigt nicht zur Ablehnung der mechanischen Methoden für Diagnostik und Therapie, anderseits berechtigt die Unentbehrlichkeit dieser Untersuchungsmethoden nicht zu dem Anspruch auf Ausschließlichkeit und zur Geringschätzung aller andern Methoden. Es geht nicht an, den Kranken physikalisch-chemisch sozusagen zu zerdiagnostizieren, „bis aufs Atom" zu untersuchen in der Meinung, die Diagnose könne und dürfe nur im Laboratorium gestellt werden und der Kranke „habe gesund zu sein", falls sich im Reagenzglas und unterm Mikroskop ein Befund nicht ermitteln lasse. Das mechanistisch-materialistische Denken neigt dazu, die Diagnose vom Krankenbett ins Laboratorium zu verlegen, neigt zum Laboratorismus. In sehr vielen Fällen erübrigt es sich, den ganzen großen diagnostischen Apparat in Gang zu setzen; es wird aber, paradox genug, aus Scheu vor der Diagnose „Neurose" oft gerade für solche Fälle, die der Laboratoriumsdiagnostik am wenigsten bedürfen, der größte diagnostische Aufwand getrieben. Die Diagnostik kann „sich selbständig machen", als „Wissenschaft für sich" auftreten, sie kann hypertrophieren, in eine Art diagnostischen Intellektualismus auslaufen, zum Selbstzweck werden; diese Verwissenschaftlichung der Diagnostik geht auf Kosten der diagnostischen Praxis. Für den guten Diagnostiker genügt im allgemeinen eine relativ kleine Anzahl von Einzelheiten, ja oft ein kurzer Blick, er bevorzugt die intuitive Erfassung des kranken Organismus, während der schlechte Diagnostiker den Schematismus der Laborationstechnik bevorzugt und den Kranken „gar nicht sieht". Zudem entscheidet der Laboratoriumsbefund in vielen Fällen nicht die Differentialdiagnose Hadrose:Neurose!

Die intuitive und die explorativen Methoden haben den großen Vorzug, daß der Kranke unversehrt beobachtet wird. Dagegen sind die physikalisch-chemischen Methoden z. T. „Eingriffe", die der Kranke nicht „gleichgültig" erlebt. Er geht sowieso schon in ängstlicher Erwartung zum Arzte und bleibt bei der Untersuchung in ängstlich-schmerzlicher Spannung. Die Einführung des Magenschlauches z. B. geht allemal mit hoher Erregung der Angst- und Schmerzreflexe des Magens, also auch mit Veränderungen des Magensaftes einher; die Resultate sind „experimentelle", die Ausheberung kann nicht ermitteln, wie der Magensaft außerhalb der peinlichen Situation beschaffen ist. Die Messung des Blutdruckes ist eine Angstsituation oft mit gesteigerter Vasokonstriktion, also reinfunktioneller Erhöhung des Blutdruckes, der nachher wieder absinkt. Am Röntgenschirm ist der Kranke anders eingestellt als außerhalb dieser Prüfung; manche Verschattung ist reinfunktionelle Kontraktion des Gewebes und hellt sich auf, sobald der Patient „frei" ist. Die Aufnahme ins Krankenhaus ist eine erhebliche Veränderung der gewöhnten Umgebung, ein hochgradig ängstlich-schmerzliches Erlebnis, nicht anders der Krankenhausaufenthalt (Gemeinsamkeit mit andern Kranken, mit Ärzten, Pflegepersonen, Krankenhausluft und -duft, drohende Operation usw.) — daher denn die Krankenhauskrankheiten (z. B. seit längerer Zeit die Embolie daselbst). Die Vorbereitung zur Operation, die Überführung in den Operationssaal, die Narkose sind hochgradige Angsterlebnisse, so daß sich am kranken Organ besonders intensive Verkrampfungen einstellen können, auch neurotische Entzündungen mit Pseudoeiter usw., die eine Hadrose vortäuschen, deretwegen die Operation indiziert erschien! Gewiß, das geht nun eben oft nicht anders, man muß aber diese Sachverhalte kennen und diagnostisch würdigen.

C. Das bakteriologisch-serologische Verfahren hilft die Diagnose gewisser Krankheiten sichern, bei denen pathogene Mikrobien und ihre Toxine vorkommen. Die Mikrobien sind weder Ursachen noch Erreger, sondern Begleitsymptome dieser Krankheiten, die immer Hadrosen sind.

D. Das explorative Verfahren umfaßt a) die Erhebung des Krankenberichtes und der Anamnese, b) die Ermittelung der Konstitutionsdiagnose, c) die Ermittelung der Charakter- und Temperamentsdiagnose, d) die Ermittelung der Weltanschauungsdiagnose.

a) Bei der Erhebung der Anamnese tut der Arzt gut, den Kranken zunächst ungestört von seinen Beschwerden und ihrer Entstehung sprechen zu lassen, dann erst seine Fragen zu stellen, deren Beantwortung die Anamnese zur Ätiologie (Ermittelung der inneren und äußeren Umstände, unter denen die Krankheit manifest wurde) vervollständigt. Bei hinreichend genauer Befragung ergibt sich allemal, daß jede Krankheit ererbt ist und genetische präsymptomatische und symptomatische Vorstufen gehabt hat. Man darf sich freilich mit Auskünften wie: „Ich kann mich nicht erinnern", „ich war immer kerngesund", „meine Eltern usw. sind oder waren immer gesund" usf. nicht begnügen. Mit solchen Worten stellt der Kranke schon eine Diagnose, und dazu ist er gar nicht fähig. Auch haben viele Kranke eine neurotische Denkangst, „es fällt ihnen nichts ein". Der Arzt muß fragen gelernt haben, er muß fachlich-geschickt fragen, nicht suggestiv, sondern aus seiner Sachkenntnis heraus nüchtern und neutral, darf aber seine Exploration nicht als „Verhör" inszenieren, er muß aus Andeutungen Schlüsse ziehen und beim Verfolgen solcher Linien sachliche Fragen stellen, bei deren Überlegung der Kranke Erinnerungen produzieren kann, er muß den Kranken auf Zusammenhänge aufmerksam machen, die zu weiteren Aufschlüssen führen, er muß „hören" können, wie er sehen, tasten usw. können muß, und er darf nur eines nicht: dem Kranken den Mund verbieten. Aus der Anamnese allein schon kann der Erfahrene in vielen Fällen die Diagnose, besonders die Differentialdiagnose „Hadrose oder Neurose" stellen.

Für die Differentialdiagnose ist besonders wichtig die weltanschauliche Anamnese. Die Leptose ist Weltanschauungskrankheit; diese Tatsache ist schon an den frühen Vorstufen erkennbar: die weltanschaulichen Zweifel sind bei den Kindern, die sich zu manifest-kranken Leptotikern entwickeln, schon relativ ausführlich erweitert, dringlich in der Art des beginnenden oder schon ausgeprägteren Zwanges, der Verstrickung in die Welt der Dämonen, in die roh-primitiven Deutungen, die sich neben den reiferen (mythisch - mystischen usw.) Deutungen erhalten, dabei wuchern und so zur weltanschaulichen Zentrale werden. Der Diagnostiker ist also zur Erhebung der weltanschaulichen Anamnese verpflichtet, nur leider ist die Weltanschauungslehre, die erst die Psychobiologie systemisiert und bis zur realischen Denkweise durchgeführt hat, den Ärzten, auch den Psychotherapeuten unbekannt oder doch nicht geläufig. Mit dem Herumrätseln an den „Geheimnissen der Seele" ist den Neurotikern, die ja eben an der Dämonie leiden, nicht gedient, vielmehr wird ihnen die prinzipelle Richtigkeit ihres Dämonenglaubens bestätigt, bleibt also die Problematik, mit deren Überwindung allein die echte Heilung zu erreichen ist, unberührt erhalten, ja wuchert weiter aus.

Die Exploration des Kranken bei herabgesetztem Bewußtsein („Döszustand", mehr oder minder tiefe Hypnose, wohl gar Evipannarkose „zur Entriegelung des Unbewußten") führt zu fragwürdigen, unzuverlässigen Resultaten. Zwar spricht der Mensch auch aus dem Unbewußten (das „Unbewußte" ist Bezeichnung für die hypakmetischen Funktionsgrade der Denkzellen, nicht aber ein mystisches Seelenreich) immer in seiner persönlichen Art, aber diese Angaben brauchen keineswegs mit den Tatsachen übereinzustimmen; vgl. hierzu die „Geständnisse" der Hexen usw. unter der Folter, also auch bei herabgesetztem Bewußtsein der Angeklagten, denen man die „Wahrheitsspritze" beigebracht hat. Ähnlich verhält es sich mit der Traumdeutung. Es ist pragmatisch und ethisch das Einzig-Richtige, den Menschen in seinem vollen Wachzustande zu explorieren. Der rechte Menschenkenner läßt sich nicht hinters Licht führen und sucht auch niemanden hinters Licht zu führen, und wer kein rechter Menschenkenner ist, sollte auf die Behandlung der Neurotiker lieber verzichten. Ich und meine Schüler erfahren alles Erforderliche vom vollwachen Patienten, der in aller Freiheit mit am Schreibtisch sitzt.

b) Die Konstitutionsdiagnostik ermittelt intuitiv, auch instrumentell (Bandmaß, Tasterzirkel, Mikroskop) das quantitative Verhältnis der einzelnen Spezies der Reflexsysteme, die den Organismus bilden, also die Konstitutionstypen, ferner das quantitative Verhältnis der einzelnen Denksphären (Gefühle, Gegenstände und Begriffe), sowie der einzelnen Sinnesbezirke untereinander, hiermit im Zusammenhang die Begabung, Berufseignung, Intelligenz, Assoziationsfähigkeit usw. — dies alles auch zur Klassifizierung nach Norm und Abnorm.

c) Die Charakterdiagnostik prüft die Eigenschaften und Funktionen des unversehrten Menschen unter dem Gesichtspunkt der Spezifität (Eigenart) und der Gefühlsbestimmtheit (Gemütsart, Gesinnung). Es werden zunächst die äußeren Strukturen, ihre Eigenschaften und Funktionen beobachtet, verglichen und klassifiziert, somit die Charaktertypen ermittelt (die allemal zu den Temperaments-, den Konstitutions- und den Weltanschauungstypen stimmen). Die Funktionen sind die spontanen und reaktiven Ausdrucksweisen: die Haltung und das Verhalten, die Mimik-Gestik, als besonders reichgegliedert das Sprechen und Schreiben. Die Ausdrucksweisen werden zunächst selber diagnostiziert, sodann wird aus ihnen auf die inneren Vorgänge sowie die charakterologische Art des Erlebens geschlossen. Besonders aufschlußreich ist die Phonetik und Graphik, doch zeigt sich der Charakter auch an jeder andern Ausdrucksweise, an jeder Einzelheit, die ja biologisches Symbol des Ganzen ist, so daß der gute Menschenkenner auf den ersten Blick den Charakter des Exploranden in seinen Grundzügen, dazu in vielen Einzelheiten ablesen, ihn zu beurteilen vermag: auch natürlich nach Norm und Abnorm. — Temperament ist das Maß der Reflexe. Man mißt sie intuitiv und mathematisch-physikalisch nach der Intensität und nach dem Rhythmus und klassifiziert sie wieder nach Norm und Abnorm.

d) Die Weltanschauungsdiagnostik setzt ebenfalls am Ausdruck an, das Verfahren ist ebenfalls intuitiv und verbal. Es werden die normalen und abnormalen Weltanschauungstypen ermittelt, also die Hunger-, Angst-, Schmerz-, Trauer- und Freudetypen, dazu die Misch- und Stauungstypen. Besonders aufschlußreich ist die Beschreibung, die der Explorand aus seinem Erleben und über es gibt. Dem Menschen ist auch seine Weltanschauung „ins Gesicht geschrieben", und der gute Menschenkenner sieht sie ihm ohne weiteres an, zieht aber auch seine Gestik usw. in Betracht, hört auch auf Stimme und Worte und vervollständigt seine Diagnose mit geschickter Befragung, die wiederum frei von Suggestion, Zwang, vorgefaßter Meinung usw. ist.

Für die Weltanschauungskrankheiten, besonders die Neurosen ist die Weltanschauungsdiagnose ganz unerläßlich. Man stellt zunächst rein klinisch die Symptome und ihre Genese fest, kann auch die Konstitutions- und Charakterdiagnose stellen, hiernach auch das Verhältnis des Kranken zur Umwelt (zur Gemeinschaft) untersuchen, die Hauptsache aber ist die Weltanschauungsdiagnose: sie erst zeigt den wesentlichen Ansatzpunkt und das wesentliche Arbeitsfeld der Therapie.

### 3. Das Ergebnis der Diagnostik

Chirurg und Internist (und die Allgemeinpraktiker sind hauptsächlich chirurgisch-internistisch orientiert) bedienen sich in erster Linie der intuitiven, der physikalisch-chemischen und der bakteriologischen Diagnostik; dazu wird die Anamnese erhoben, dabei begnügen sich viele Ärzte (schon aus Zeitmangel) mit einigen Angaben des Kranken, ohne sie genauer nachzuprüfen und explorativ zu erweitern. Die Konstitutionsdiagnose hat in der chirurgischen und internistischen Praxis im allgemeinen mehr akademische Bedeutung, und für Charakter, Temperament und Weltanschauung der Kranken interessieren sich Chirurg und Internist kaum. Diese Ärzte gehen auf die Erkennung und Behandlung der Hadrosen (mit ihren Funktionsstörungen) aus. Auch der Nervenarzt ist, sofern er hadrotische Nervenleiden behandelt, Internist und zieht neuerdings auch den Chirurgen zu (Neurochirurgie, Lobotomie usw.); sofern er Funktionstherapeut (Psychotherapeut, Erkenntnistherapeut) ist, wendet er hauptsächlich die intuitiven und explorativen Methoden an.

Die Diagnose „Hadrose" und die Diagnose „Neurose" ist in vielen Fällen leicht zu stellen, um so leichter und sicherer, je größer die Erfahrung auch auf dem Neurosengebiete ist. Die Erfahrung lehrt, daß die Diagnose „Neurose" viel zu selten gestellt wird. Die Zahl der als Hadrosen (besonders als Hadrosen der inneren Organe) fehldiagnostizierten, somit fehlbehandelten Neurosen ist viel größer als die Zahl der als Neurosen fehldiagnostizierten Hadrosen. An welchen Merkmalen kann sich die Differentialdiagnose analoger Symptome orientieren?

a) Das hadrotische Symptom ist Kennzeichen einer anatomischen, also in erster Linie eigenschaftlichen Abweichung des Gewebes von der Norm, und die mit ihr allemal verbundenen Funktionsstörungen sind gemäß der eigenschaftlichen Abweichung abnorm, in dieser Art eigenschaftlich determiniert. Das leptotische Symptom ist Kennzeichen einer reinfunktionellen Abweichung, die mit ihr verbundene eigenschaftliche Abweichung des Gewebes (der Reflexsysteme) ist so gering, daß sie anatomisch nicht diagnostizierbar ist. Das hadrotische Symptom ist also vom analogen leptotischen in der Weise verschieden, daß man jenes als substantiiert, dieses als unsubstantiiert bezeichnen kann. Jenes ist „gröber" (daher „Hadrose"), dieses „feiner" (daher „Leptose"). Jenes ist genauer dezidiert, organdefiniert und organfixiert, mehr zirkumskript, mehr stabil als dieses. Das leptotische, besonders das neurotische Symptom wird hiernach mehr als vage, unbestimmt, labil usw., auch als unecht, gemacht, nachgemacht, mit „Pseudo", „Als-ob" gekennzeichnet und oft nicht ernst genommen, tatsächlich ist es aber in seiner Art ebenso „echt" wie das hadrotische, ist konstitutionsgemäß, kann also nicht etwa durch einen bösen Willen usw. „gemacht" oder durch einen guten Willen usw. „verhindert, unterdrückt, beherrscht" oder gar „geheilt" werden und ist ebenso ernst zu nehmen wie das hadrotische. Es ist auch nicht weniger verstehbar und „berechtigt" als das hadrotische Symptom, man muß nur die Leptose kennen und nicht einseitig auf Hadrose eingestellt sein. Übrigens sind die Unterschiede zwischen einer hadrotischen und einer analogen reinfunktionellen Störung oft schwer in Worte zu fassen und bleibt ihre Feststellung im intuitiven Erleben. Übung macht den Meister.

Das nervöse Hüsteln z. B. hört sich in der gekennzeichneten Art anders an wie das Tbk.-Hüsteln. Die hektische Röte sieht anders aus wie die nervöse, anders wie die plethorische usw. Die Herztöne des nervösen Herzens klingen anders wie die des hadrotischen Herzens, mögen sie rein oder unrein sein. Die nervöse Angina pectoris ist anders wie die Oppression bei Koronarsklerose. Der Magenschmerz des Magenneurotikers ist zwar in den Magen lokalisiert und kann von höchster Intensität sein, aber er ist doch im Vergleiche mit dem Magenschmerz beim Runden Magenschwür, beim Magenkrebs usw. bei aller Heftigkeit sozusagen loser, variabler, mehr diffus oder bei strenger Lokalisation mehr inkonstant, schwillt in krampfigen Rhythmen auf und ab, ist vielfach unabhängig von der Nahrung, tritt in Situationen auf, die mit der Nahrungsaufnahme gar nichts oder nur indirekt zu tun haben (z. B. beim Dienstgespräch mit dem Vorgesetzten, der einem „im Magen liegt", bei andern beruflichen Verrichtungen, in genischen Situationen usw.), kommt oft vor bei leichtester Kost oder bei leerem Magen oder schon beim Denken ans Essen (bestimmte Speisen), nicht aber bei schwerer Kost usw. Das Analoge gilt für alle Schmerzen — wie überhaupt für die symptomatischen Gefühle, besonders die Ängste, auch für ihre Ausdrucksweisen, die inneren Spasmen, es gilt auch für die äußeren Ausdrucksweisen, z. B. sehen die tonisch-klonischen Aktionen der Skelettmuskeln bei Tabes, multipler Sklerose usw. anders aus wie bei dem nervösen Tremor, bei Tic- u. a. Zwangsbewegungen, Bizarrerien, Attitüden, Umständlichkeiten, Hemmungen, Krampfwellen usf. Bei aller Diagnostik ist die Gesamtpersönlichkeit des Kranken in Betracht zu ziehen.

b) Die Symptomatik (Gruppe von Symptomen) einer Hadrose ist anders wie die einer analogen Leptose: prä- und konziser in Struktur und Abfolge, weniger variabel, sozusagen schematischer. Oft freilich sind die Unterschiede nicht sehr auffällig, dem (auch in Neurosenkunde) erfahrenen Arzte werden sie kaum je entgehen.

c) Die Hadrosen und die Leptosen haben je ihre eigne Verlaufsweise. Viele Hadrosen gehen so weit in die Latenz, daß Symptome kaum mehr merklich sind (z. B. Fälle von Lungenentzündung, Typhus usw.), auch können Rezidive ausbleiben. Der Neurotiker dagegen ist immer neurotisch, auch in der Zeit, in der er von seiner Lebensfront entfernt ist (z. B. im Sanatorium, auf Reisen usw.), die Neurose kann da mehr oder minder unaktuell sein, aber sie ist, wenigstens für den Kenner, doch noch diagnostizierbar, und kehrt der Neurotiker an die Lebensfront (nach Hause, in sein Geschäft usw.) zurück, so wird seine Neurose alsbald wieder vollaktuell. In ihrem Ablaufe steht die Hadrose zur Umwelt in einem andern Zusammenhange wie die Neurose. Niemand bekommt angesichts einer Respektsperson, ja oft schon beim Denken an eine solche Begegnung eine hadrotische Darm- oder Blasenentzündung usw. mit dem „infamen" Kot- oder Harndrang usw.; solche Symptome bekommt nur der (so-spezifische) Neurotiker. Niemand bekommt eine hadrotische Angina oder Appendicitis usw. davon, daß die Konfirmation, ein Stelldichein, irgend eine andere Prüfung bevorsteht, wohl aber treten bei manchen Neurotikern derartige organneurotische Beschwerden (auch mit Fieber usw.), also Hochfunktionen reinfunktionell hypertrophierter Angst- und Schmerz-Reflexsysteme auf. Usf. Die Ermittelung der Situation, in der die Symptome (oft in periodisch wechselnder Intensität) aktuell werden, ist differentialdiagnostisch sehr wichtig; sobald die Situation „überstanden" ist, sind auch die zugehörigen neurotischen Beschwerden abgeklungen.

d) Von besonderer Bedeutung für die Differentialdiagnose ist die weltanschauliche Exploration. Die Leptose ist Weltanschauungskrankheit.

Zwar sind die kranken Reflexsysteme immer im ganzen krank, aber das Hauptkriterium der Leptose ist die zentrale, genauer noch: die kortikale Dysfunktion, die pathologische Abweichung des Denkens, Bewußtseins, also der Weltanschauung. Die inneren und äußeren (einschl. phonetischen und graphischen) Ausdrucksaktionen sind dem Beobachter Indikatoren der weltanschaulichen Problematik des Kranken. Dagegen ist das Hauptkriterium der Hadrose die anatomische Veränderung des Gewebes, des Organs oder Organsystems, nicht die weltanschauliche Abnorm (mit Ausnahme gewisser Hirnhadrosen wie der progressiven Paralyse usw.). Demgemäß ist auch die Beschreibung, die der Hadrotiker von seinen Beschwerden gibt, verschieden von der, die der Leptotiker von den seinigen gibt. Der Hadrotiker macht bestimmtere, sachlichere, konkretere, sozusagen greifbarere Angaben, der Leptotiker berichtet mehr in unbestimmten, bildhaften, metaphorischen Redewendungen, mancher ist wortkarg bis zur Verstocktheit, leugnet oder lügt, spricht „in Überschriften", mancher erzählt weitschweifig, ruhmredig von seinen Leiden usf. Für den Hadrotiker ist auch in der Beschreibung das Organleiden als solches die Hauptsache; beim Hirnhadrotiker ist die Aussage aus seiner Weltanschauung und über sie unmittelbar Beschreibung seines anatomischen Leidens, sie hebt sich in ihrer Eigenart von der Aussage des Phrenotikers und noch mehr von der (normnäheren) des Neurotikers diagnostizierbar ab. Für den Leptotiker ist das (funktionelle) Organleiden als solches Nebensache, sind die weltanschaulichen Deutungen, die sich an jenes anschließen, besonders die rohdämonistischen Zweifel (primitivistische Rätselei um Zaubermächte, um das magische Leben und den magischen Tod, Aberglaube usw.), aber auch die Fiktionen des verdünnteren Dämonismus (Alsob-Sätze, poetisierende Vergleiche, pseudofachliches Geschwätz, oft mit hypochondrischer Beziehung auf ein vermeintliches hadrotisches Leiden, usw.) die Hauptsache; bei ihm stellt sich die weltanschauliche Verwirrung sehr viel ausgeprägter heraus als beim Hadrotiker, der nicht in solchen Deutungen schwelgt, nicht solche kortikal-funktionelle Hypertrophie hat. Alle Aussagen des Leptotikers sind Variationen des prinzipiellen (aus der Kindheit verbliebenen und gewucherten) Anspruchs auf Ausschließlichkeit: ER ist der All-eine, Absolute, Einzige-Einmalige, der Auserwählte-Verfluchte, der den ewigen Lebens-Todes-, Gottes-Teufels-, Himmels-Höllenkampf zu führen, von seinem außerweltlichen Standpunkte aus die Welt zu regieren, die Allmacht-Alldämonie (je nach dem Typ in nihilistischer, negativistischer, severistischer, pessimistischer oder optimistischer Weise) zu wahren, die Feind-Dämonie in Problemen, Rätseln, Prüfungen usw. jeglicher Art zu entmachten hat, ER der Welterlöser, der Übermensch neurotischer (unsinniger) oder phrenotischer (wahnsinniger) Prägung. Auch falls dieser Anspruch nicht wörtlich erhoben wird, so ist er doch der weltanschauliche Sinn-Unsinn des kranken Redens und Tuns, der nur oft nicht ohne weiteres erkennbar ist, zumal die kranken Angaben in höherdifferenzierte Beschreibung einassoziiert sind und obendrein der Kranke die gleichen Worte wie der Gesunde verwendet.

e) Auch bei bester Diagnostizierkunst bleiben Grenzfälle übrig. Da wird man die endgültige Diagnose ex juvantibus stellen müssen. Zunächst ist die nervenärztliche Funktionstherapie, dann, falls oder soweit diese nicht zum Ziele führt, die internistische Behandlung anzuwenden. Beide Verfahren zugleich anzuwenden, wäre zumeist unrichtig insofern, als sie ihrem Wesen nach verschieden sind und sich gegenseitig stören, z. B. die internistischen Mittel die Symptomatik für die Funktionstherapie verschleiern würden. Die (allemal kurzdauernden) Erfolge der Suggestivtherapie jeder Art ermöglichen eine differentialdiagnostische Entscheidung nicht: sie können auch bei hadrotischen Beschwerden eintreten. Umgekehrt zeitigt auch die internistische Behandlung bei Leptosen vorübergehend Milderung der Beschwerden. Dagegen kann die Erkenntnistherapie, die frei von Suggestionen ist, ja eine etwaige suggestive Einstellung des Kranken methodisch löst, eine sichere Entscheidung bringen. Zu beachten ist die Tatsache, daß der Neurotiker bei allem Genesungshunger eine oft sehr heftige Angst vor der Genesung, also vor dem Aufgeben seiner bisherigen Weltanschauung, seiner bisherigen Gewohnheit im Denken und Tun, vor dem Übergange in die neue Lebenssphäre mit ihren Pflichten und Rechten, vor dem „Essen vom Baume der Erkenntnis" und seinen Folgen hat. Diese Art Angst hat der Hadrotiker nicht: bei ihm steht ja das weltanschauliche „Prinzip" nicht im Vordergrunde, ja man kann bei ihm eine gewisse Verständnislosigkeit gegenüber weltanschaulichen Darlegungen vorfinden, die anzeigt, daß sich der Patient als Kranker überhaupt nicht getroffen fühlt. Gewiß stellen sich auch manche Neurotiker zunächst so ein, „als ob sie das alles gar nichts anginge", als ob es sich um eine „Theorie" und nicht um Therapie handele, doch ist diese „Interesselosigkeit" tatsächlich nur ein negativistisches Interesse, eben eine hypertrophe Angst und Abwehr, die im Gange der Erkenntnistherapie alsbald nachläßt und aufhört. Jedenfalls ist die Einstellung zur Therapie ein wichtiger differentialdiagnostischer Hinweis.

Auch die Charakter- und Temperamentdiagnose kann differentialdiagnostischen Wert haben. Man kann den Charakter und das Temperament des Neurotikers und des Phrenotikers (in den einzelnen Typen) vom Charakter und Temperament des Hadrotikers wohl allgemein „am Timbre" unterscheiden, doch sind solche Erhebungen viel unsicherer als die geschilderten weltanschaulichen Unterschiede. Dies gilt auch für die Konstitutionsdiagnose.

f) Der Mensch ist ein Gemeinschaftswesen, sein Verhalten (im weitesten Sinne, also einschl. Phonetik und Graphik) ist immer Verhalten (Verhältnis) zur Umgebung-Umwelt, ist Aktion-Reaktion. Die soziale Diagnose untersucht das Verhältnis des Kranken zur Umwelt und stellt die Unterschiede dieses Verhaltens bei den einzelnen Krankheitsarten fest. Die soziale Diagnose ist also nicht an einer Gemeinschaft als solcher, sondern an den einzelnen Mitgliedern zu stellen. Die Hadrotiker verhalten sich in der Gemeinschaft anders wie die Leptotiker, und innerhalb dieser Großgruppen ist das Verhalten der Angehörigen der einzelnen Krankheitsarten, dazu der einzelnen Konstitutions-, Charakter-, Temperaments- und Weltanschauungstypen verschieden, also individual- und gruppenspezifisch. Dem Verhalten des Kranken entspricht das Verhalten der übrigen Mitglieder der Gemeinschaft zu ihm: der Gesunde nimmt, soweit tunlich, Rücksicht auf ihn, er sucht ihm zu helfen (naiv oder fachlich therapeutisch), er schont, pflegt ihn, sondert ihn ab — all das in freundlicher Art und Weise, auch auf die Gefahr hin, daß seine Freundlichkeit falsch verstanden wird. Von besonderer Bedeutung ist das Verhalten der Neurotiker zur Umwelt: sie sind unter allen Kranken weitaus am zahlreichsten, sie laufen frei herum, wir haben ständig mit ihnen zu tun, sie sprechen die gleichen Worte wie die Gesunden, und ihre „Logik" wird allzuoft nicht als Pseudologik erkannt, sie sind — auch in der Art einer Scheinfreundlichkeit — Menschen- und Weltfeinde, aber der Schaden, den sie stiften, ist oft nicht ohne weiteres und in den Anfängen sichtbar, für viele sogar auch dann noch nicht, wann gewisse Neurotiker von einer hohen Machtstellung aus, zu der sie auf irgend eine pseudonormale Weise gelangt sind, das erdenklichste Unheil anrichten, ferner haben viele Neurotiker keine Krankheitseinsicht, keinen hinreichenden Hunger nach Genesung, zu viel Angst vor der Genesung und dem Wege, der dahin führt, keine Möglichkeit zur Genesung, das große Publikum und auch viele Ärzte können die Diagnose nicht (sicher) stellen usf.; sie sind eine viel schwerere Last für die Gemeinschaft als alle andern Kranken zusammengenommen. Die Konstitutions-, die Charakter-, die Temperament- und die Weltanschauungsdiagnose des Einzelnen enthält allemal schon die soziale Diagnose, d. h. diese ist die spezielle Beschreibung des kranken Verhaltens zur Umgebung. Die Psychobiologie schließt an die Beobachtung des kranken Verhaltens zur Umwelt die Forschung nach der Art, wie der Kranke selber „die Umwelt", d. h. *seine* Umwelt erlebt, also die Weltanschauungsdiagnose an — in der Erkenntnis, daß erst damit der eigentliche Ansatzpunkt und das eigentliche Arbeitsfeld der Neurosentherapie ermittelt wird. Auch die soziale Diagnostik ist nicht Selbstzweck, sondern wie alle Diagnostik die Vorarbeit zur Therapie und zur Hygiene.

## 6. Kapitel

# Die Therapie und die Prophylaxe der Neurose

Wie im 2. Kap. Abschn. 5 „Heilung und Verhütung" dargelegt, haben wir die horizontale und die vertikale Richtung der therapeutischen Vorgänge zu unterscheiden. Jene führt zur Besserung, bestenfalls zur Latenz der Krankheit bis zum Anstieg einer neuen Welle; diese führt zum Ausgleich der Entwicklungsdifferenz, also zur echten (definitiven) Heilung. Die Therapie der Hadrosen, die somatische Therapie ist horizontal, und horizontal ist auch die Therapie der Phrenosen. In der Neurosentherapie, der reinen Funktionstherapie stehen zur Verfügung die horizontalen Methoden: die internistische, die chirurgische, die suggestive und die analytische Behandlungsweise, sodann die vertikale (aufbauende) Behandlungsweise, die Erkenntnistherapie, diese ist auch zur sozialen Therapie und Prophylaxe geeignet. Hier kann nur eine Skizze geboten werden; ausführliches im 6. und 7. Bde. meines Lehrbuchs der Psychobiologie.

## 1. Die innere Medizin

arbeitet mit Medikamenten und physikalisch-diätetischen Maßnahmen (einschl. Balneo-, Klimatotherapie usw. und Substitutionstherapie), ihre Domäne sind die inneren Krankheiten, also eine Gruppe der Hadrosen. Sie kann auch bei den Neurosen lediglich symptomatische (palliative, wie W. Hellpach sagt) Erfolge, nämlich An-Erregung und Beruhigung-Betäubung, eine vorübergehende Milderung der Beschwerden erzielen, die Krankheit besteht weiter. Neurotische Dysgrypnie wird niemals mittels Schlafmitteln, Arbeitsdispens, Erholungsreisen, Magenneurose niemals mittels Schonungsdiät, Alkali bzw. Säure, Belladonna, Umschlägen, Brunnenkuren, Asthma niemals mit Antispasmodicis, Inhalationen, allergischer Kammer usw. echt geheilt. Dies gilt für jede Neurose. Gleichwohl ist die internistische Behandlung unentbehrlich: viele Neurotiker wissen nicht, daß es eine radikale Heilmethode gibt; viele haben gar nicht den Hunger nach definitiver Genesung; viele haben bei allem Hunger eine neurotische Angst vor dem Aufgeben der bisherigen Anschauung und Lebensweise, ihnen erscheint die ganze Psychotherapie unheimlich; viele haben erfahren, daß ihnen alle Medikamente usw. „eigentlich" nichts helfen, und alles Vertrauen zu den Ärzten verloren, viele berufen sich auf eine hypochondrisch angenommene und wohl auch vom Arzte irrigerweise oder suggestiv bestätigte Hadrose und reisen mit ihrem „Myocardschaden“ oder ihrer „Arteriosclerosis praecox“ oder ihrer „Thyreotoxikose“ usw. von Arzt zu Arzt oder legen sich mit ihrer „Multiplen Sklerose“, die keine ist, ins Bett und lassen sich hübsch pflegen — ich könnte da Bände voll erzählen; viele finden sich mit ihrer (vermeintlichen) Unheilbarkeit ab, ja sind sogar stolz auf die Rolle des Auserwählt-Verfluchten, der gesandt und berufen ist, alles Leid und Leiden auf sich zu nehmen und so die Welt vom Übel zu erlösen; viele haben zwar viel Geld und Zeit zum Kranksein, aber nicht zur Genesung — und viele sind in der Tat so unbemittelt, daß sie für den Arzt auch ein geringes Entgelt nicht erübrigen können und wegen Versagens der Sozialversicherung krank bleiben müssen. Für alle diese bleibt nur die symptomatische Therapie.

### 2. Die Chirurgie

hat grundsätzlich mit den Neurosen nichts zu tun, ihre Domäne sind die chirurgischen (einschl. gynäkologischen) Krankheiten. Suggestivoperationen sind mit Recht verpönt. Allzuoft werden Organneurosen operiert, die irrtümlich für Hadrosen gehalten werden. Die Entfernung eines neurotisch kranken Organs, z. B. eines Eierstocks, der Gebärmutter, der Appendix usw. mag zu einem Nachlassen oder Aufhören der Organsymptome führen, doch ist die Neurose niemals streng organfixiert, das Organsystem bleibt „empfindlich“, die Beschwerden bleiben mehr oder minder ausgeprägt erhalten, verschlimmern sich auch, Ausfallserscheinungen gesellen sich hinzu, es kann eine Symptomverschiebung, ein Umbau der kranken Reflexsysteme eintreten, kurz eine eigentliche Heilung der Neurose ist weder operativ noch mittels der andern chirurgischen und gynäkologischen Maßnahmen zu erzielen. Die Neurochirurgie kommt für Neurosen nicht in Betracht.

### 3. Die Suggestion

besteht in den zudeckenden und den ablenkenden Methoden: Suggestion im „Wachen“ oder in Hypnose als Einreden-Ausreden (bestimmte Versicherungen, Zwangsworte und -formeln wie die von Coué: „Es wird von Tag zu Tag in jeder Hinsicht besser und besser“, Gebete, Predigten, Tröstungen, Ratschläge, z. B. der Kranke möge sich nur gesund verhalten [was er ja eben als krank nicht kann], er möge an sein Leiden nicht denken, alle Krankheit sei Irrtum usw.), Überreden (mit sanften oder strengen Vorschriften, Geboten-Verboten, Zwang zur „Freiwilligkeit“, Mitteilungen, die der Kranke glauben muß, die er nicht nachprüfen kann, z. B. Persuasionsmethode Dubois'), Zureden-Ermutigen auch zu negativem Verhalten (methodisch z. B. bei A. Adler u. a.), autoritäres Niederdonnern (Verfluchen, Bedrohen, Beschämen, Anschnauzen, methodisch z. B. als „Subordinations - Autoritäts - Relations - Psychotherapie“ Stranskys),

Übungen (geistliche Exerzitien, Bußübungen, Meditationen, Psychogymnastik, Autogenes Training J. H. Schultz' in Entspannungsübungen mit Zwangsdenken, Dressur auf Umgehung, Ausschaltung der kranken Funktionen, z. B. Stottererübungen), Wechsel der Umgebung (Entfernen aus der neurotischen Situation, Reisen, Zerstreuungen, Meidung der Lebensfront, Absonderung ins stille Kämmerlein, Kloster, Sanatorium usw., für Juristisch-Kranke ins Gefängnis), Eingehen in religiöse, heilerische, soziale, politische usw. Sekten (Massensuggestion) usw. Diese Verfahren sind oft verbunden mit andern suggestiven Maßnahmen, z. B. Handauflegen, „magnetischen" Strichen (Mesmer), Elektrisierungen (z. B. mit Zeileis' Wunderröhre), Peinigungen (Geißeln, Stechen mit Nadeln, Prügeln, auch sub forma Massage u. a. mittelalterliche Exorzismen „des Bösen", Zufügen von starken elektrischen Strömen bis zum Elektroschock), musikalische u. a. Beruhigungen, mancherlei Balneotherapie (Lourdes usw.), Einnehmen von Zaubermitteln, als welche der Kranke auch die Arzneien auffaßt, Arbeits- und Sporttherapie als Zwang oder Entlastung, Abhärtungen, Kälteanwendungen gegen geschlechtliche Erregungen, anderseits geschlechtliche Vor- und Verführungen „zum Abgewöhnen" usw. usw. Die Fremdsuggestionen werden bei den so-spezifischen Kranken übungsmäßig zu Selbstsuggestionen. Der schlimme Irrtum, man züchte die Neurose erst, indem man davon spreche, ist der vergebliche Versuch, die Neurose suggestiv wegzuschweigen. Zu suggestiven Zwecken kann alles Mögliche herhalten, die Hauptsache ist, daß der Kranke glaubt, blind, kritiklos glaubt, — auch glaubt, daß nur dieser Glaube ihm helfen werde.

Die zudeckenden Methoden sind der arzneilichen Beruhigung-Betäubung an die Seite zu stellen. Die suggestive Situation ist für den Kranken eine pathologische Angstsituation: der Suggestor wird als der gewaltige Magier-Dämon erlebt, alles übrige „versinkt", als Ausdruck der Angstreflexe findet eine mehr oder minder weitgehende spastische Verengung von Hirngefäßen statt, also eine Ischämie, somit Ernährungsstörung der betr. Hirnpartien mit entsprechender Funktionsminderung auch der Hirnrinde, besonders der Begriffssphäre (Ausfall jeder Kritik) bis zur tiefen Hypnose[1]). Während der Dauer der Suggestion können die

[1]) Gesunde lassen sich nicht hypnotisieren, nur manche (die so-spezifischen) Neurotiker. Wer behauptet, Gesunde seien immer zu hypnotisieren, muß auch den hypnotischen Zustand für normal halten! Wer sich hypnotisieren läßt, ist so-spezifisch neurotisch. Der sog. „Heilschlaf" heilt den Neurotiker ebensowenig, wie ihn der physiologische Schlaf heilt. — Dauer der hypnotischen Behandlung nach J. H. Schultz, „Seelische Krankenbehandlung" (Jena 1922): Jede Sitzung erfordert durchschnittlich eine halbe bis eine Stunde; es muß mindestens täglich, am besten morgens und abends gearbeitet werden, wenn überhaupt Aussicht auf einen Dauererfolg bestehen soll; dann ist im Verlaufe von Wochen die Dosierung ganz allmählich zu vermindern; bei der Dauerhypnose werden die Patienten wochen- und monatelang hypnotisch ruhiggestellt.

sonstigen kranken Erlebnisse (Beschwerden) mehr oder minder unaktuell sein, sie treten nach Abklingen des suggestiven Zustandes wieder manifest auf, so daß die Suggestion, auch in Form der Autosuggestion immer wiederholt werden muß (wie das Einnehmen von Arzneien). Mancher Patient kann z. B. sich darauf trainieren, im Schutze seiner Angst vor dem „Schlafe-Tode" einzuschlafen, so schläft er nicht echt, sondern unruhig, „alarmbereit", schrickt auf, schreit-spricht, schwitzt, träumt wirre „Höllenszenen", erwacht aus schwerem „Todeskampf". Mancher Menschenscheue „gewöhnt sich" an die (vermeintliche) Lebens-Todesgefahr, an die „ewige Verfolgung", d. h. die hohen Angsterregungen flauen ab (wie bei jeder Gewöhnung die Gefühlsintensitäten absinken), aber die kranken Funktionen bleiben erhalten und intensivieren sich periodisch. Der Gefangene kann sich an seine Ketten so gewöhnen, daß er sie zeitweise nicht oder kaum verspürt, aber er trägt sie dennoch. Man kann dem Kranken einsuggerieren, er sei nicht mehr krank, aber der Glaube gesund zu sein, ist nicht die Gesundheit, sondern gerade ein Krankheitszeichen, und der Kranke wird es alsbald merken — und seine Umgebung auch. Die vielfältigen Berichte über suggestive Dauerheilungen halten einer objektiven sachlich-fachlichen Kritik nicht stand.

Auch die ablenkenden Methoden können bestenfalls symptomatisch helfen. Mancher (der so-spezifische) Alkoholiker kann sich fremd-, dann selbstsuggestiv gewisse fixe Zwangsideen gegen den Alkohol eintrainieren, aber er ist dann nicht gesund, es ist nur (spezifitätgemäß) eine Symptomverschiebung eingetreten, er ist dann aber immer noch besser daran als der Säufer. Der Grübler kann sich ablenken, indem er ins Theater geht oder den Unsinn seiner Zwangsideen einsieht, aber die kranken Denkfunktionen „liegen bereit" und „brechen immer wieder durch", und die Diagnose „Unsinn" behebt den Unsinn nicht, sie ist eben keine Therapie. Usw. Alle Suggestion in den verschiedenen Methoden kann sich nur bei den so-spezifischen Kranken geltend machen, sie belassen die kranken Reflexsysteme in ihrer kranken Funktionsweise, eine vertikale Entwicklung findet nicht statt.

### 4. Die analytischen Methoden

sind die Psychoanalyse, im Prinzip gefunden von Jos. Breuer, durchentwickelt von Sigm. Freud, und ihre Nebenrichtungen, die sich besonders an die Namen C. G. Jung, A. Adler, W. Stekel, neuerdings H. Schultz-Hencke anknüpfen. „Aufgelöst" (Freud sagt „zersetzt") werden sollen die kranken seelischen „Komplexe", d. h. realiter die funktionelle Situation der kranken Reflexsysteme; die Auflösung ist aber nur ein „Abreagieren" und zwar der vermeintlich „eingeklemmten libidinösen Affekte", der „verdrängten geschlechtlichen Wünsche" (Freud) oder „der sozialen Minderwertigkeitsgefühle" und ihrer „Überkompensationen" (Adler) oder „der autonomen Komplexe", „bestehend aus einer infantilen

Unwilligkeit und einem Anpassungswillen" (Jung). Das therapeutische Abreagieren geschieht in der Form, daß der Kranke „sich ausspricht", bei Jung auch singt, tanzt, zeichnet usw., ganz ähnlich wie sich der reuige Sünder beim Beichtvater oder bei weniger feierlichen Gelegenheiten ausspricht, ausweint usw. (Ausdruckstherapie, Katharsis). Die therapeutische Situation ist eine suggestive: Priester-Arzt als Vater-Gott-Teufel-Dämon, mystisch verdunkeltes Zimmer „wie in der Kirche", Versinken des Kranken in ein hypnoides Hindämmern mit Ausschaltung des kritischen Denkens, derart also Unterwerfung zu blindgläubiger Hingabe und Annahme der ärztlichen Darlegungen, die das Aussprechen erleichtern. In diesem träumerischen, „dösenden" Zustande (realiter: pathologische Herabsetzung der kortikalen Funktionsintensität, der Bewußtseinshelligkeit) tauchen allerlei Erinnerungen aus dem „unbewußten Seelenreich", in das sie „verdrängt" waren, auf; ihnen kommt vermeintlich besondere pathogenetische Bedeutung, ja Ursächlichkeit zu, und ihr Bewußtwerden und Aussprechen beseitigt angeblich die Ursächlichkeit, also auch ihre Wirkungen. In der Meinung, daß sich das Verdrängte außer im Symptom auch in den Träumen (maskiert, verarbeitet) darstelle, befassen sich die Analytiker ausgiebig mit Traumdeutungen, die nach dem libidinösen Schema erfolgen (Freud) oder archetypische Inhalte des kollektiven Unbewußten herausstellen (Jung).

Die Theoretiken der psychoanalytischen Richtungen sind psychologisch-dämonistische, weitausgesponnene Systeme von Deutungen und Deutereien, problematische Dichtungen innerhalb des Leib-Seele-Problems, Auslegungen, wie man sich das metaphysische Leben bis in die Tiefen der Seele, sogar der archaischen, hinunter denkt, z. T. primitivistisch, insgesamt im Bereiche der unbeschränkten Denkmöglichkeiten verlaufend und an den Tatsachen nicht kontrollierbar und nicht nachprüfbar, Zeugnisse „einer krisenhaften Konfusion der psychologischen Ansichten unserer Tage" (Jung). Diese konstruierten (nicht aber konstruktiven) Doktrinen muß der Kranke glauben bis zu dem Dunkel des „credo quia absurdum" und zu der Finsternis, in der die Unklarheit als Klarheit gilt; sie werden ihm in seinem Dahindösen so lange (viele Monate, ja Jahre hindurch) einsuggeriert, bis er alles zugibt, auf alle Kritik und alle Zweifel verzichtet — oder davonläuft. In Verbindung mit den wesentlichen dogmatischen Fiktionen werden dem Kranken mancherlei Ermunterungen, Belehrungen, charakterkundliche und lebensphilosophische Hinweise gegeben, die freilich allesamt in der dämonistischen Weltanschauung verlaufen und diesem Kranken, der ja selber Dämonist ist und bleibt, gewisse Kenntnisse, aber keine Erkenntnis bringen. So will z. B. auch die Psychoanalyse den Neurotiker zur „Realität" führen, nur ist diese „Realität" ein mechanistisch-materialistischer, nicht ein psychobiologischer, also weltanschaulicher Begriff: auf jene „Realität" kann sich der (so-spezifische) Kranke verhaltensmäßig eindressieren, dabei bleibt er krank, dagegen zur weltanschaulichen

Realität, zur realischen Weltanschauung, also zur echten Heilung kann er nur als Gesamtpersönlichkeit ausreifen. Immerhin insoweit gewisse erziehliche Aufklärungen vermittelt werden, enthalten die auflösenden Methoden Ansätze zur aufbauenden Methode.

Die Krankheitsgeschichte, die „psychische Anamnese" ist Historie, nicht Therapie; der Ansatzpunkt für die Therapie ist die kranke Weltanschauung des Neurotikers, und diese Tatsache ist der Analyse unbekannt und fremd — wie die Weltanschauungslehre überhaupt. Die Hoffnungslosigkeit bezeugt z. B. Jung selber. Er erklärt den Bankrott der (seiner) Neurosentheorie z. B. in dem Satze: „Jede Neurosentheorie kann man von vornherein als beinahe wertloses Aperçu bezeichnen" (Zbl. f. Psychotherapie 1934 H. 1), zugleich den Bankrott der (seiner) analytischen Neurosentherapie: „Eine Neurose verlieren bedeutet so viel wie gegenstandslos werden, ja das Leben verliert seine Spitze und damit seinen Sinn" — und „Nicht wie man eine Neurose los wird, hat der Kranke zu lernen, sondern wie man sie trägt" und „Komplexe sind . . . geradezu Brenn- und Knotenpunkte des seelischen Lebens, die man gar nicht missen möchte, ja die gar nicht fehlen dürfen, weil sonst die seelische Aktivität zu einem fatalen Stillstand käme" (Seelenprobleme S. 122f.). G. R. Heyer lehrt seine Neurotiker mit den Dämonen (des Bauches usw.) umgehen, und H. Schultz-Hencke bekennt, daß die Tiefenpsychologie und die Psychotherapie etwa auf dem Punkte angelangt sei, an dem die Chemie zur Zeit des Paracelsus, also um 1500 stand (Dt. Kgr. f. Psychotherapie 1938 und „Tagesspiegel" vom 6. Nov. 1949).

### 5. Die Erkenntnistherapie

ist die vertikale, aufbauende Methode der Neurosentherapie. Sie gehört zu der umfassenden Wissenschaft Psychobiologie. Diese hat das Leib-Seele-Problem und damit auch das Rätsel „Neurose" überwunden. Sie hat die Entwicklungsgeschichte der Weltanschauung (s. 1. Kap.) gegeben und ist somit in der Lage, alle weltanschaulichen Zweifel, die des Gesunden und die des Kranken, aufklärend zu beheben. Der Gesunde durchlebt die Entwicklungsstufen der dämonistischen Weltanschauung in jeweils einheitlicher Front, seine Zweifel „quälen ihn nicht", sie lösen sich schließlich bei denen, die den Höchstgrad der weltanschaulichen Reife, also der Differenzierung der Hirnrinde als des Organs des Bewußtseins erreichen, im realischen Denken auf, in dem alle Dämonie einschließlich ihres letzten Verdünnungsgrades, des Seelen-Ursächlichkeitsglaubens als Deutung, Fiktion erkannt wird und damit entfällt. Das dämonistische Denken beweist nicht die Existenz des Dämonischen, sondern beweist nur, daß die Menschen von klein auf bis in die hohen Reifestufen hinein dämonistisch denken, das Denken ist aber Funktion der Hirnrinde.

Die Neurose ist Weltanschauungskrankheit: die kranke Weltanschauung ist disharmonisch (geschichtet) derart, daß sich neben den reiferen (mythischen, mystischen, psychologisch-kausalen) Stufen Über-reste der frühinfantilen (chaotisch-animistisch-magischen) Weltanschauung vorfinden, die um so mehr zentrale Bedeutung gewinnen, je mehr sie während des Heranwachsens des Kranken auswuchern und dabei die reiferen Stufen nuancieren. Der hypertrophierte weltanschauliche Zweifel ist der Kern jeder Neurose. Der Neurotiker leidet wissentlich oder unwissentlich an der primitiven Dämonie. Der Glaube des Gesunden in seinen genetischen Wandlungen ist eine biologische Tatsache, an der es nichts auszusetzen gibt; diese Erkenntnis gibt der Religion und der Kirche ihr unerschütterliches Fundament. Neurose dagegen ist Aberglaube, er stellt auch den gesunden Glauben in seinen Dienst, und die Befreiung vom Aberglauben ist die echte Heilung der Neurose.

Auch die funktionelle Hypertrophie beweist, daß der Neurotiker wähnt, Außer-Übermenschliches, d. i. eben Dämonisches gegen Dämonisches leisten zu müssen, wobei die an sich unwesentliche Physis („Materie") in ihren Einzelheiten nur als Material, Organ, Instrument, Waffe diene. Der Neurotiker wähnt also, soweit krank, der Alleine-Absolute zu sein, der berufen und befähigt sei, die feindlichen Schicksals-, Zauber-, Lebens-Todes-, Gottes-Teufelsmächte zu entmachten und so die Welt von ihnen zu erlösen. Er braucht von dieser „Mission" nichts (in Worten) zu wissen, er lebt aber in ihr. An der kranken Weltanschauung muß also die radikale Neurosentherapie ansetzen. Die Erkenntnistherapie führt den Kranken aus allen seinen weltanschaulichen Zweifeln aufklärend-aufbauend zur realischen Erkenntnis empor. Es genügt nicht, die primitivistischen Deutungen bis zur psychologisch-kausalen Denkstufe zu läutern; der Neurotiker wird sich dann immer noch auf seine Seele, seinen Geist als dämonische Wesen im Wesen berufen und seine ursprüngliche dämonistische Deutung bestätigt finden. Er muß mit der Dämonie radikal und endgültig Schluß machen, er muß einsehen, daß er sich mit Feinden herumschlägt, die es realiter gar nicht gibt.

Die Erkenntnistherapie ist ein ärztlich-philosophischer Unterricht. Eine vertikale Entwicklung (Differenzierung) vollzieht sich erfahrungsgemäß nur im Wege des Unterrichts. Einsuggeriert kann dem Schüler der Lehrstoff nicht werden, er muß lernen, dazu braucht er sein volles Wachbewußtsein, er darf nicht schlafen oder dösen. So auch der Patient. Jede Suggestion wird vermieden, ein suggestiver Zustand, der sich gemäß der kranken Verfassung des Neurotikers einstellen kann, sorgfältig behoben. Der Patient erhält einen für die Therapie hinreichenden Einblick in die biologische Struktur und Funktion des Nervensystems einschl. der Hirnrinde, des Organismus als eines Reflexwesens. Dabei stellt sich ihm der Unterschied zwischen der kranken und der gesunden Anschauung, also dem kranken und gesunden Erleben und Beschreiben ganz von selbst immer klarer heraus. An den konkreten Beispielen der Symptome erweist sich, daß die kranken Funktionen auf infantiler Entwicklungshöhe, im wesentlichen im frühinfantilen Entwicklungsraume verblieben sind, und die sachkundige Erhebung der weltanschaulichen Anamnese liefert hierfür alle wünschenswerten Bestätigungen. Der Patient überzeugt sich, daß er, soweit krank, in einer Welt der Gespenster, des Zaubers und der Märchen lebt, — und anderseits, daß es realiter Dämonen, Dämonisches, Metaphysisches nicht gibt. Je mehr der Kranke die Differenz seiner Entwicklungsfront und den weltanschaulichen Sinn der Symptome, den Fehl-Unsinn seiner dämonistischen Deutungen durchschaut, desto näher kommt er automatisch der Genesung. Gemäß der fortschreitenden Korrektur der kranken Weltanschauung, also der fortschreitenden funktionellen Differenzierung normalisieren sich auch die inneren und äußeren krampfigen Ausdrucksweisen, normalisiert sich der ganze Mensch.

Bei all diesen Besprechungen, die nach der anfänglichen Einführung in die Psychobiologie als zwanglose Zwiegespräche, therapeutische Unterhaltungen verlaufen, bleiben wir streng auf dem Boden der naturwissenschaftlich-biologischen Tatsachen, im Gebiete der Lebenspraxis. Wir treiben keine „Theorie", die „durchgedrückt" werden muß, indem man mit dem Kranken debattiert, streitet, von ihm autoritär Anerkennung-Anbetung, somit Unterwerfung verlangt. Wir greifen seine Weltanschauung nicht an, suchen ihn nicht innerhalb seines Denkniveaus zu belehren, sondern ihn aus ihm herauszuführen. Wir fordern nicht mit Kritik seinen Widerspruch heraus, sondern zeigen ihm einfach die Tatsachen auf: an ihnen mag er sich, soweit er es jeweils kann, belernen — nicht bloß in Worten, sondern auch in der Tat. Wir verlangen nicht, daß uns der Kranke etwas glaubt, betonen vielmehr, daß ihm Glauben, Nachbeten, Auswendiglernen, Nachmachen nichts nützt. Wir überreden ihn nicht, mischen uns nicht in seine Angelegenheiten, dressieren ihn nicht auf mechanische Verfahren, wie er als Kranker (!) „es richtig (!) machen könne", geben überhaupt keine Ratschläge: an den ihm gezeigten Tatsachen mag er sich, soweit er es jeweils kann, überzeugen. Daß $2 \times 2 = 4$ ist, daß der Mensch ein Gehirn hat, daß die allgemein erkennbaren und anerkannten biologischen Gesetze auch für die Hirnfunktion gelten, das ist nicht Sache des Glaubens, sondern des Wissens, der Überzeugung. Wir verbieten und gebieten nicht, verordnen nicht, wenden uns auch nicht gegen die ärztlichen Verordnungen, die der Kranke befolgt, z. B. Diät, Einnehmen von Medikamenten usw., sondern wir klären auf, und alsbald entfällt mehr und mehr die Notwendigkeit, Diät zu halten oder Mittel zu nehmen. Der Kranke durchschaut ausführlich die vermeintliche Dämonie seiner Symptome und erkennt, daß alle Dämonie nur Deutung ist und realiter gar nicht existiert; demgemäß bessern sich die Symptome und erübrigen sich die therapeutischen Mittel.

In der Erkenntnistherapie gibt es keinen Zwang. Man kann Zwang mit Zwang nicht heilen, mit Dunkel das Dunkel nicht erhellen. Ich bin „nur" Wegweiser: ob der Wegsuchende den angezeigten Weg geht und wie weit er ihn geht, kann der Wegweiser nicht bestimmen, das ist Sache seiner biologischen Beschaffenheit, doch muß man ihm die jeweils nötige Aufklärung geben. Ich bin „nur" Bergführer: ob und wie weit der Bergsteiger mit mir geht, ist seine Sache, ich darf und kann ihn nicht zwingen, nicht hinauftragen, auch nicht wegstoßen. Es nützt dem schlechten Bergsteiger nichts, den guten Bergsteiger zu beobachten, sich vormachen zu lassen, wie „man es macht": davon wird er kein guter Bergsteiger: er wird es nur, indem er die entsprechenden Aufklärungen hört und einsieht und danach praktisch übt. Der Asthmatiker wird nicht gesund, indem er den Gesunden die Treppe hinaufgehen sieht; er wird es nur, indem er den weltanschaulichen Sinn-Unsinn seiner Atmungsängste durchschaut. Man kann den Gaul an die Tränke führen, aber trinken muß er selber. Ohne Unterricht kein Fortschritt. Was wir dem Kranken mitteilen, kann und soll er und kann und soll jedermann nachprüfen, die Tatsachen liegen vor aller Augen, man muß sie nur aufmachen und sehen lernen. Die Kritik des Kranken, die Mitteilung seiner Zweifel und Bedenken sind erwünscht, an seinen Zustimmungen und Einwendungen offenbaren sich seine jeweiligen Interessen, die Ansatzpunkte für die weiteren Aufklärungen.

Natürlich muß der Frager eine Antwort bekommen, nicht eine falsche, verantwortungslose, schleimige, verschwommene, ausweichende, autoritäraufgeblasene, scheinüberlegene, bramarbasierende, spitzfindige, dialekttische-übertölpende Antwort, sondern die einzig klare, ehrliche, tatsachenrichtige Antwort, die jeder Nachprüfung standhält. Die Erkenntnistherapie ist gänzlich unsuggestiv: dem Kranken wird einfach und schlicht die einfache und schlichte Wahrheit gesagt — die Wahrheit der realischen Weltanschauung.

Es ist in der Erkenntnistherapie nicht nötig, möglichst viele Einzelheiten aus der Entwicklungsgeschichte des Kranken „herauszuholen". An den Erinnerungen, die sich von selbst, ohne jeden Zwang bei vollem Bewußtsein einstellen, sind die Sachverhalte klar erkenntlich, einer „Lebensbeichte" bedarf es nicht. Es bedarf auch nicht der Traumdeutungen, die den Hauptteil der psychoanalytischen Methoden ausmachen und dort nichts weiter sind wie Schwulst geschlechtlicher Phantasien oder andere Dokumente deuterischer Ausschweifungen. Wir wissen, daß der Traum uns nichts weiter verraten kann, als was die Wacherlebnisse und -berichte uns bekannt geben, und die therapeutische Erörterung der Wacherlebnisse ist wichtiger und richtiger als das Eingehen auf vage Dünste des herabgesetzten Bewußtseins, der „unbewußten Seelentiefen" und ihrer höchst unsicheren Beschreibungen — noch dazu in der Absicht, auf Biegen und Brechen die versteckten Gelüste „vorzufinden", die selbst „der Traumgott" schamhaft verhüllt. Der Kranke soll lebenstüchtig werden; so müssen wir ihn untersuchen, wie er sich im Wacherleben benimmt, und er soll auch die Therapie wach erleben und nicht mit „Ausgraben" „verdrängter" oder „archetypischer" „Komplexe" geschont oder überlistet werden.

Die Erkenntnistherapie ist methodisch der allgemeinen Erziehung-Entwicklung gleich. Sie ist die Erweiterung-Ergänzung der autotherapeutischen Ansätze auf Erhöhung der Differenzierungsstufen. Diese Autotherapie ist freilich nicht mehr als der genesungshungrige Versuch des Kranken, sein „besseres Wissen", d. h. die Funktion der höherdifferenzierten Gebiete der kranken Weltanschauung, gegen die Symptome klärend ins Feld zu führen. Der Kranke findet aber von sich aus die Erkenntnismittel nicht, bei deren Anwendung sich die vertikale Entwicklung der kranken Bezirke vollzieht und vollendet; diese Erkenntnismittel haben sich erst bei meiner vieljährigen fachmännischen Forschung und Erfahrung ergeben. Seine autotherapeutischen Denkmittel sind auch noch dämonistische Deutungen und schon insofern unfähig, gegen die zentrale Dominanz der primitivistischen Rätsel aufzukommen. Mit „Zusammennehmen", „Selbstbeherrschung", „Energie" u. a. autosuggestiven Zauberkunststücken geht es aber auch nicht. So ist die Selbstheilung, d. h. Heilung ohne ärztliche Hilfe ausgeschlossen, doch kann es bei der stetigen biologischen Veränderung auch der kranken Zellgebiete und ihrer Assoziationen zu Symptomverschiebungen kommen, die dann gern als „Heilung" der vorher aktuellen Symptome gedeutet werden. Schon rein theoretisch ist es klar, daß die vertikale Heilung der Neurose nur eben der Ausgleich der Entwicklungsdifferenz sein kann, und so müssen in Weiterführung der Autotherapie die Erkenntnisse übermittelt werden, welche die endgültige weltanschauliche Aufklärung geben.

Die Erkenntnistherapie ist viel kürzer als die der analytischen Methoden. „Wochen sind da nichts, Monate ein wenig, ein Jahr eine ganz gute Spanne, Jahre das eigentliche Maß", teilt Schultz-Hencke mit („Der gehemmte Mensch", 1941 S. 96) und „In zweijähriger mühseliger Arbeit wurden die verdrängten ... Haßregungen durchgearbeitet" (M. Boß, „Körperliches Kranksein als Folge seelischer Gleichgewichtsstörungen", 1940 S. 71); die Erfolge dieser langwierigen Behandlung habe ich oben charakterisiert, vgl. auch S. 81 Fußnote. Dagegen benötigt die Erkenntnistherapie im Durchschnitt nur mehrere (acht bis zehn bis zwölf) Wochen und führt zur echten (definitiven) Heilung. Natürlich kann die Neurosentherapie niemals eine die Neurose begleitende Hadrose heilen, sondern nur eben die Neurose bzw. die neurotische Komponente beheben, damit aber auch die Hadrose (oft erheblich) bessern.

Mißerfolge sind selten: der Patient bricht die Behandlung vorzeitig ab aus (tatsächlichem oder vorgeblichem) Zeit- oder Geldmangel, infolge Verhetzung seitens der Familie (manche Familien können es, so sehr sie die Genesung des Kranken wünschen, durchaus nicht vertragen, daß ihrem „Bannringe" der Säugling im Großformat, das Schoß- und Sorgenkind genetisch „entrissen" wird!), seitens „guter Freunde" (die zwar nicht wissen, was in der Therapie geschieht, sie aber um so sicherer als „Quatsch" schmähen), seitens unkundiger, neidischer usw. Ärzte usf.; gelegentlich bricht ein Patient in einer Entwicklungskrise aus, wie sie periodisch als Zeichen der therapeutischen Mobilisation eintritt und notwendig ist (die Genesenden durchstehen sie unbeirrt): er hat einen zu geringen Genesungshunger oder eine zu große Angst vor den mit der Genesung „drohenden" Rechten und Pflichten oder wehrt sich verzweifelt gegen die Überschreitung der Schwelle, den Fort-schritt oder ist trauerfaul oder leichtsinnig, kurz unfähig, den „Berg der Erkenntnis" vollends zu ersteigen. Die Grenzen der Erkenntnistherapie liegen also in der Entwicklungsfähigkeit der Hirnrindenfunktion, doch hat auch der Ausbrecher einen Schritt zur echten Genesung getan, der ein dauernder Gewinn ist, auch kann sich die angebahnte Entwicklung ohne Therapie fortsetzen, oder der Patient kehrt reumütig zurück. Auf alle solche Möglichkeiten hat der Erkenntnistherapeut den Kranken prophylaktisch aufmerksam zu machen. Wer durchhält, wird gesund, es gibt dann keinen „Rückfall".

Daß neurotische Eltern und Lehrer jeder Art und Stufe schlechte Erzieher sind, leuchtet ein; sie können bestenfalls Brauchbares leisten und auch das nur unter ständiger Einmischung der neurotischen Funktionen, also in zwanghaft-mechanistischem Verfahren. Für die häusliche und schulische Erziehung der Kinder hat die Psychobiologie große Bedeutung. Ältere Kinder (etwa vom zwölften Jahre an) sind der Erkenntnistherapie, die sich dem kindlichen Fassungsvermögen anzupassen hat, sehr wohl zugänglich: eine Zeitlang mehrere propädeutische Einzelstunden in der Woche, dann Pause, dann wieder ein Turnus usw. Greise mit allzusehr mineralisiertem Gehirn können nichts mehr lernen, doch kann die Prognose nur v n Fall zu Fall entschieden werden, ich habe auch noch bei 60- und mehrjährigen gute Erfolge erzielt.

## 6. Die soziale Therapie

Bei aller Wissenschaftlichkeit ist die Psychobiologie in ihren Grundlinien, wie sie die Erkenntnistherapie — in der dem Bildungsgrade des Schülers angepaßten Sprache — lehrt, leicht verständlich. Die Erkenntnistherapie ist für alle Volksschichten anwendbar. Die Wahrheit ist immer einfach, und sie ist bitter nur für den, der sie nicht kennt. Die Erkenntnistherapie ist ein Unterrichtsverfahren. An ihm können an sich beliebig viele Personen teilnehmen, doch sollte die Zahl nicht über 50 hinausgehen, damit sich an den Vortrag des Lehrers eine ersprießliche Aussprache anschließen kann. Vorgetragen werden die allgemeinen Grundlinien der Psychobiologie in der auf den therapeutischen Zweck abgestellten Kürze. Besonderen Raum nehmen die Darlegungen über das Wesen der Krankheit, besonders der Neurose und der Heilung mit therapeutischen Erörterungen einzelner Neurosenformen und Anleitung der Teilnehmer zur selbständigen Heilarbeit an den Symptomen, zur Anwendung der Theorie auf die Praxis ein. Im Laufe des Unterrichts mildern sich oder schwinden schon viele Symptome, ohne daß sie im einzelnen besprochen werden, und die angebahnte Höherentwicklung (Differenzierung) geht nachher oft ganz von selbst weiter, in vielen Fällen wird es aber nötig sein, nach

Abschluß des gemeinsamen Kurses in Einzelbesprechungen oder Zusammenkünften kleiner Gruppen weiterzuarbeiten. Insgesamt dürfte bei dreimal wöchentlich zweistündigen Sitzungen eine Kursdauer von drei Monaten ausreichen, wie ich das wiederholt probiert und erfahren habe. Private Weiterarbeit und wiederholte Teilnahme an Kursen für Fortgeschrittene kann, wenn auch für die Therapie nicht erforderlich, so doch für die Vertiefung der psychobiologischen Kenntnisse und Erkenntnisse im sozialen Interesse nur erwünscht sein.

Die Teilnehmer sind nach dem Lebensalter in Klassen zu ordnen. Bildungsunterschiede spielen keine Rolle, der Lehrstoff ist allgemeinverständlich, und er ist auf die Bedürfnisse der Therapie zu beschränken und in volkstümlicher Sprache in der für die einzelnen Lebensalter faßbaren Form darzubieten. Jüngere Kinder sind im allgemeinen noch nicht kursfähig, ältere dagegen, die dem Pubertätsalter nahestehen oder es schon erreicht haben, können zu propädeutischen Kursen versammelt werden. Selbstverständlich kann niemand über sein Lebensalter hinaus gefördert werden; auch insofern ist es erwünscht, daß die Hörer in späteren Jahren erneut an Kursen teilnehmen. Viele Neurotiker scheuen sich davor, sich als Neurotiker zu bekennen; es ist nötig, den „großen Bann" von der Neurose zu nehmen und das Publikum zu überzeugen, daß die Neurose eine ebenso „anständige" Krankheit ist wie jede andere, und daß niemand sich zu schämen braucht, neurotisch zu sein und am therapeutischen Kurs teilzunehmen, höchstens müßte sich der Neurotiker schämen, nicht teilzunehmen und so seine Pflicht zur Genesung zu versäumen.

Es ist klar, daß die K o s t e n für die Gruppenbehandlung viel geringer sind als die Kosten für die Einzelbehandlung. Schon als Einzelbehandlung ist die Erkenntnistherapie immer noch billiger als die internistische oder chirurgische Neurosentherapie mit den vielen Medikamenten, sonstigen Anwendungen, Verschickungen usw. oder mit Aufenthalt in inneren oder chirurgischen Krankenanstalten, mit Operationen, Nachbehandlung usw. Der Patient wird auch viel rascher wieder vollarbeitsfähig, und, echt genesen, braucht er keine Behandlung mehr. Diese Tatsache ist für die Sozialversicherung von großer Bedeutung, aber bisher sind meine Bemühungen in dieser Hinsicht noch ohne Echo geblieben. Die Auffassung, daß die Neurose und also auch ihre Therapie etwas für reiche Leute sei, also schon aus finanziellen Gründen aus der öffentlichen wie privaten Sozialversicherung ausgeschlossen werden müsse, muß aus allgemein-menschlichen Rücksichten wie mit Rücksicht auf die epidemische Verbreitung der Neurose auch in den weiten Schichten des Volkes entschieden abgelehnt werden; auch den unbemittelten Neurotikern muß in ihrem eignen wie im öffentlichen Interesse zur Genesung verholfen werden. Den Ärzten, die zu Neurosentherapeuten ausgebildet sind und als solche praktizieren, muß natürlich ein auskömmliches Honorar zugebilligt werden. Die „wilde Neurosentherapie" hat dagegen keinen Anspruch auf Entlohnung aus öffentlichen Mitteln.

## 7. Die soziale Prophylaxe

Die Psychobiologie ist als obligatorischer Unterrichtsgegenstand an den Schulen einzuführen. In der Unterstufe wird die Propädeutik der Psychobiologie unter der Bezeichnung „Menschenkunde", in der Oberstufe und auf den höheren Lehranstalten wird schon, pensummäßig abgestuft, Psychobiologie, auf den Hochschulen, Lehrerbildungsanstalten usw. Psychobiologie als differenzierte Wissenschaft gelehrt, an den Psychobiologischen Instituten der Universitäten werden auch die Fachpsychobiologen und die Erkenntnistherapeuten ausgebildet. Die schulentlassene Jugend sowie die Eltern sind zur Teilnahme an volkstümlichen Kursen über Psychobiologie anzuhalten. Die frühzeitige Einführung in die Psychobiologie und die weitere Schulung darin bietet die überhaupt mögliche Gewähr dafür, daß die latente oder beginnend manifeste Neurose sich nicht ausentwickelt, sondern zur Norm orientiert. Die Neurose ist wie jede Krankheit in den erbbiologischen Varianten ererbt; somit müssen die Eltern zur Heilung kommen, damit sie den Kindern rechte Vorbilder werden und die Kinder recht erziehen, und die künftigen Eltern müssen zur Heilung kommen, damit sie gesunde Kinder zeugen. Wie alle Krankheit ererbt ist, so ist ererbt auch, wo vorhanden, die Fähigkeit zur echten Genesung, und so erben die anlagemäßig erreichten Genesungsgrade auf die Nachkommen fort. Auch neurotische Lehrer sind schlechte Erzieher; ihre Heilung ist zugleich pädagogische Prophylaxe gegen das Auswuchern der Neurose ihrer neurotisch veranlagten Schüler. Gesunde Menschen bringen, psychobiologisch geschult, ihrer Umwelt ein weit besseres Verständnis entgegen und nehmen mit ihrem vorbildlichen Verhalten an der sozialen Prophylaxe und Therapie der Neurosen teil.

Die Psychobiologie und die Erkenntnistherapie bieten die Möglichkeit, der Neurose als Volkskrankheit prophylaktisch und therapeutisch abzuhelfen und so den allgemeinen Gesundheitszustand, damit auch die allgemeine Leistungsfähigkeit zu heben, das inner- und zwischenstaatliche Zusammenleben zu harmonisieren. Das Ideal: gesundes Volk, gesunde Führer! „Der Wert der Lungwitzschen Psychobiologie", schreibt u. v. a. die Psych.-Neurol. Wschr. 1938 H. 8, „erweist sich am praktischen, vor allem therapeutischen Nutzen für die Menschheit. Dieser Nutzen kann gar nicht hoch genug eingeschätzt werden. Die echte Heilung der Neurosen ist den bisherigen Methoden nicht gelungen, sie kann nicht auf suggestivem Wege erfolgen. Die Lungwitzschen Werke sind in ihrer klaren Nüchternheit und Tatsachenrichtigkeit frei von Suggestion und verbürgen auch in therapeutischer Hinsicht den echten Erfolg."

In seinem Aufsatz „Volksgesundheit und Volkswirtschaft" (Ztschr. für Sozialhygiene H. 2, 1950) schreibt E. Gerfeldt die sehr ernste und bedeutsame Mahnung: „Armut und Not, Entsagung und Verzweiflung sind kein brauchbarer Nährboden für einen gesundheitlichen und kulturellen Fortschritt. Dagegen würde eine ausreichende, zuträgliche Ernährung, die Entlastung der menschlichen Arbeitskraft durch Motoren und Maschinen, die Erziehung zur Erkenntnis, Vorsorge und Gesundheitspflege gewaltige Energien freimachen, um die Entwicklung der Menschheit zu begünstigen". In einem Beitrag zur 4. Europäischen Vereinigung für Psychische Hygiene in London 1936 unter dem Titel „Eins ist not: Erkenntnis" warnte ich vor der Gefahr des Ausbruchs des drohenden kranken, unsittlichen Krieges und mahnte: „Die Befreiung des Volkes von der Neurose ist oberste Aufgabe einer Regierung. Die Befreiung der Völker von der Neurose ist oberste Aufgabe eines Völkerbundes". Meine Mahnung blieb damals ungehört; das Hitlerregime tat mich in Acht und Bann, ich entkam mit knapper Not dem Tode. Und auch jetzt noch vergiftet die Neurose das nationale und internationale Leben. Indes — die Erkenntnis ist stärker als der Wahn, und so wird sie in hoffentlich nicht zu ferner Zukunft auch die Neurosenseuche überwinden.

# Lehrbuch der Psychobiologie

von Dr. med. et phil. *Hans Lungwitz*,
Nervenarzt in Berlin-Charlottenburg

I. Abteilung

## Die Welt ohne Rätsel

Band I

Das Wesen der Anschauung — Der Mensch als Reflexwesen — Von den Eigenschaften und Funktionen
Gr.-Oktav. 755 Seiten. 1933. DM 30.—

Band II

Die neun Sinne
Gr.-Oktav. 585 Seiten. 1933. DM 28.—, in Ganzleinen geb. DM 30.—

Band III

Die Psychobiologie der Sprache
Gr.-Oktav. 392 Seiten. 1933. DM 20.—, in Ganzleinen geb. DM 22.—

II. Abteilung

## Die Psychobiologie der Entwicklung

Band IV

Der Mensch als Organismus — Die Kultur
Gr.-Oktav. 804 Seiten. 1941. DM 40.—, in Ganzleinen geb. DM 42.—

Band V

Die Weltanschauung — Der Charakter
Gr.-Oktav. 676 Seiten. 1942. DM 30.—, in Ganzleinen geb. DM 32.—

III. Abteilung

## Die Psychobiologie der Krankheit

Band VI

Das Wesen der Krankheit und der Genesung
Gr.-Oktav. 551 Seiten, vergriffen

Band VII

Die Neurosenlehre einschl. der Erkenntnistherapie

Band VIII

Das Buch der Beispiele
In Vorbereitung

WALTER DE GRUYTER & CO. · BERLIN W 35

FSC
www.fsc.org
MIX
Papier | Fördert
gute Waldnutzung
FSC® C083411

Zeitfracht Medien GmbH
Ferdinand-Jühlke-Straße 7
99095 Erfurt, Deutschland
produktsicherheit@kolibri360.de